オトコのうつ

著
デヴィッド・B・ウェクスラー
監訳
山藤奈穂子
訳
山藤奈穂子
荒井まゆみ

星和書店

Seiwa Shoten Publishers

2-5 Kamitakaido 1-Chome
Suginamiku Tokyo 168-0074, Japan

Is He Depressed or What?

by
David B. Wexler, Ph. D.

Translated from English
by
Naoko Yamafuji
and
Mayumi Arai

訳者まえがき

イライラし、不機嫌で、何を聞いても黙り込み、無視をする、「お前のせいだ」と責める、怒りを爆発させる……こういう男性のそばにいるあなたは、いつも自分を責めているのではないでしょうか？　彼の顔色や機嫌をうかがってばかりいるのではないでしょうか？　子どもにも「お父さんは疲れているから静かにしてね」と言い聞かせることが多いのではないでしょうか？

彼の不機嫌はあなたのせいではありません。彼があなたを無視して、自分の殻に閉じこもってばかりいても、あなたが悪いわけではありません。彼がいつもイライラして、ささいなことで怒りを爆発させるとしても、あなたが原因ではありません。どうか自分を責めないでください。自分の何が悪かったのかと、思い悩まないでください。彼の言動に傷つけられたまま我慢し続けないでください。

彼はうつなのです。

男性のうつは、きれいで分かりやすいうつ病の症状とは違う形で現れます。もし彼がいつも涙を流して「苦しい、つらい、悲しい」とばかり言い、眠れず、食欲もなく、「疲れがとれない。体が重くて仕事に行くのがつらい」、「死にたい気持ちになる」と言えば、あなたは彼がうつ病かもしれないと思い、誰かに相談したり、病院に連れて行くでしょう。彼もあまりにつらいので、受診しようとしてくれるでしょう。

しかし、男性にとってこういう姿はとても「女々しい」ものです。弱く、情けなく、駄目な男の姿です。男性はこんな姿を人に見せることができません。だから、隠すのです。ごかまし、自分でなんとかしようとし、その苦しい気持ちを麻痺させようとします。落ち込んだ姿を見せられないので、むっつりと黙り込みます。そして常にイライラし、ささいなことで怒りを爆発させます。嫌な気持ちをなんとか紛らわそうとして、ギャンブルやアルコールに依存したり、浮気をしたり、キャバクラに通ったり、無謀な株取引をしたり、長時間仕事に取り組んだり、危険なスポーツにはまったりします。

男性のうつ病がこういった形になってしまうと、そばにいる女性はとても傷つくことになります。理由も分からないまま彼の態度が変わってしまうからです。笑わなくなり、酒の量が増え、常にイライラして黙り込み、ちょっとしたことで腹を立て、無視する……。女性は彼の愛が冷めてしまったのだと思うでしょう。自分のことを嫌いになったのではないかと疑うでしょう。そして傷つき、苦しむでしょう。それでも、彼の気持ちを取り戻そうとがんばって、彼に優しくしたり、彼を怒らせないように機嫌をうかがったりするでしょう。どんな努力を続けても、彼の機嫌は良くなりません。なぜならば、彼のその態度の変化の根本にあるものが「うつ病」だからです。

私は臨床心理士として病院や学校でカウンセリングの仕事をしています。うつ病、不登校、リストカットに悩む子どもたちと面接をしています。その中で、たくさんの子どもたちが両親の機嫌をうかがって苦しんでいることに気がつきました。特に、不機嫌で怒りっぽいお父さん、そのお父さんの機嫌をうかがうお母さん、そしてそのお母さんの機嫌をうかがう子どもたちがとても多いことに気がついたのです。お父さんを怒らせないようにビクビクする母と子ども。お酒を飲んだら怖いからとお父さんを避ける母と子ども。自室にこもってお酒を飲んでパソコン画面とにらめっこをするお父さんに食事を差し入れするお母さん。子どものささいな態度に怒りを爆発させて何時間も説教するお父さん。お父さんを怒らせないように子どもの成績を隠すお母さん。夜中に起こされてお父さんの愚痴に付き合うお母さん。ちょっとでも嫌な顔を見せると怒りが爆発するからと耐えるお母さん。その不安や苦痛、悲しみを代わりに受け、ＳＯＳのサインを出す子ども……。

子どもの不登校や精神症状の背景には、父親である男性のうつが驚くほどたくさん隠されています。彼らは決して病院へ行こうとはしません。「俺はおかしくない。俺は病気ではない」と言い張ります。なぜでしょう？　それは、男性が精神的につらいときに助けを求めることができないからです。「つらい、苦しい、助けてくれ」と泣くことができないからです。それは弱い、女々しい、駄目な男のすることなのです。だから彼らはつらく苦しい気持ちを怒りで、アルコールに依存することで、黙り込むことでしか表現できないのです。それが彼らのＳＯＳのサインなのです。

男性の隠れたうつ病は非常に多く、そのために苦しむ女性と子どももまた多いのです。そして、そのことに誰も気づいていません。誰も悪くないのに、病気に気づかずに家族全員が苦しみ続けているのです。

うつ病は治りやすい病気です。早めに病院にいって手当てを受け、医師や臨床心理士、精神保健福祉士と話し合って生活改善をすれば、必ず少しは症状が改善されます。治療がうまく進めば気分が楽になって、「自分はなんであんなに怒りっぽくなっていたんだろう／傷つきやすくなっていたんだろう／苦しかったんだろう／死にたかったんだろう」と驚くはずです。

イライラして家族に当たってしまうのも、いつも不機嫌になるのも、疲れやすいのも、すぐにキレてしまうのも、アルコールやギャンブルに依存してしまうのも、病気のなせる業です。心身の疲労とストレスの蓄積が、脳にダメージを与えてしまい、その結果、感情のコントロールがうまくできなくなるという病気なのです。あなたのせいでもありません。本人のせいでもありません。自分を責めるのをやめてこの本のページを開いてみてください。きっとあなたの力になってくれるはずです。

我慢し過ぎないでください。あなたはとても大切な存在です。

あなたを守るために、彼を助けるために、あなたの家族を守るために、この本を読んでくださ い。この本はあなたの味方です。私もあなたの味方です。あなたの味方はたくさんいるのだということを忘れないでいてください。

悩みを打ち明けてくださった多くのクライエントとそのご家族、いつも温かく応援してくださった星和書店の石澤雄司氏、私を支え、励まし続けてくれた家族と友人たちに、感謝をこめて。

２０１０年５月　大切な人との関係の中で苦しむ多くの女性が幸せになることを願って

山藤奈穂子

まえがき

1997年に私は『男はプライドの生きものだから』（*I Don't Want to Talk About It: Overcoming the Secret Legacy of Male Depression*）を書きました。これは何百万もの男性とその家族を苦しめている隠れた病について書かれた初めての本です。いったいなぜこんな大きな問題が見過ごされてきたのでしょう？　そのころ、「男性のうつ」という言葉は、「女性の心臓病／アルコール依存」のように、珍しいものとしてみなされていました。うつ病は女性の病気であり、その罹患率は男性の2倍とも4倍とも言われていました。女性は男性に比べて少なくとも2倍はうつ病になりやすいという社会通念に疑問を唱える人は誰もいませんでした。ありとあらゆる調査研究もその考えに基づいて行われていました。しかし、私は何年も男性とその家族の治療を続けるうちに、実際に多くの男性がうつ病に苦しんでいること、そしてなぜかそれがまったく世間に知られていないことに気がつきました。

男性のうつ病という視点から多くの研究データを見直しているうちに、男性のうつが見過ごされている大きな理由が2つあることが分かってきました。第1の理由は「恥」です。うつ病になると〈心の病〉というレッテルを貼られてしまう可能性があり、それは女性にとってもとてもつらいものです。しかし、うつ病になったからといって〈女らしくない〉と思われる不安はほとんどないでしょう。しかし、男性にとっては違います。ほかのすべての精神疾患も同じなのですが、特にうつ病になるということはまったく男らしくないものとしてとらえられます。昔から、男らしさといえば強さでした。男の中の男は決して感情を表に出さず、弱くなることもありません。しかし、男性がうつ病になるとその両方になってしまいます。悲しみ、無力感、怒り、情けない気持ちを感じるだけでなく、その感情に「負けてしまう」のです。うつ病になった男性の多くは、「ダブルうつ」の状態になります。うつ病になってしまったことでさらにうつになり、自分を情けなく思うことでさらに自分を情けなく感じます。男性は本当につらいことは押し隠して、頭痛や不眠、腰痛について訴えることが多いのです。さらに問題となるのは、こういった男性の周りにいる人もまた、うつ病に関することを本人に直接聞くのを遠慮してしまうことです。うつ病男性のパートナーは、「彼の自尊心がこんなに傷つきやすくなっているのに、今のうつの状態について話すともっと傷つけるのではないか」とビクビクしてしまいます。さらに同じように、男性を傷つけまいとする衝動に駆られて、もしくはこうであってほしいと願うものだけしか見えないために、この病気を最初に発見して治療するはずのかかりつけの内科医が男性のうつ病を70％も見落としています。これは恐るべき数字です。

第2の理由は、男性のうつ症状の特徴にあります。男性のうつ症状は悲しみ、疲労感、不眠などの典型的なうつ症状だけにとどまらないということが、男性のうつ病が見過ごされる理由であることが分かってきました。研究によると、女性は自分の心の中に苦しみを抱え込み、心の中で周囲を責め、それを何度も心の中で繰り返し反すうするのに対して、男性は外に向けて苦痛を表し、外部を責め、行動に移す傾向があるということが分かっています。これまでは、女性的な内省とみなされるものから自分を遠ざけようとする男性の試みこそが、男性をうつ病から「守って」いるのではないかと考えられてきました。しかし、私は臨床経験を重ねるうちに疑問に思うようになりました。このような男性の心理的な防衛スタイルは本当に男性をうつ病から守っているのだろうか？もしかするとうつ気分を自覚させないようにしているだけではないのか？　私は長年にわたって多くの男性を治療してきました。世間的にはとても大きな成功を収めている人たちです。しかし、その実態は多量のお酒を飲み、浮気を重ね、イライラして自分の殻に閉じこもるというような生活を送り苦しんでいる人たちでした。彼らはその奥底にあるうつ病を受け入れようとせず、手当てもしようとせず、目をそむけて逃げていたのです。

うつ病だと気づかれやすい形で症状を現す男性もいますが、多くの男性は女性とは異なった形でうつ病の症状を現します。オープンなうつ病、つまり典型的なうつ病だけではなく、隠れたうつ病という男性だけのうつを私は研究し、本にまとめました。つまり、うつ病そのものではなく、うつ病から目をそむけようとする防衛こそがその本態なのです。それが、怒り、自分の殻の閉じこもる行動、自己流のうつを紛らわす行動となって現れるのです。

１９９７年からさまざまな進歩がありました。男性のうつ病に関する本も何冊か発表されましたし、有名な雑誌のほぼすべてに男性のうつの記事が取り上げられました。男性はうつの症状を女性とは違う形で現すということがかなり広く知られ、受け入れられつつあります。さらに、正式な精神医学用語として「男性型うつ症候群（male depressive syndrome)」を診断基準として認めるべきだという動きも起こっています。そしてほんの1年前、アメリカ国立精神保健センター（the National Institute of Mental Health）は「Real Men / Real Depression（男らしい男のうつ）」という全国的な啓蒙キャンペーンを行いました。

そして今、デヴィット・ウェクスラーがうつ病男性のパートナーのための待望の本を書いてくれました。この本の中で、ウェクスラーは広く深い知識とテクニックを紹介しています。最初に著者は、我々の考えた新しい男性のうつ病の概念と治療法について、分かりやすく、深い思いを込めて読者に伝えてくれます。そして権威ある立場から温かいまなざしで、読者一人ひとりの専属のコンサルタントであるかのように、うつ病男性のパートナーが感じると思われる疑問に答えてくれます。「彼がうつ病になったら、どう声をかければいいの?」というテーマに始まり、さらに詳しく踏み込んで、彼のうつうつとした発言にどう答えるか、彼にどうやって治療を受けさせるかというテーマまで広くサポートしてくれています。

この本の素晴らしさはうつ病男性の妻／恋人の女性たちを勇気づけてくれるところにあります。なぜならこの女性たち、つまりあなたこそが鍵だからです。男性は道に迷っても誰かに道順を聞こうとしないのと同じく、うつ病になっても人に助けを求めようとはしません。ウェクスラーのメッセージははっきりとした分かりやすいものです。あなたには自分の家族の幸せを守る権利があるというメッセージです。誰にも遠慮する必要はありません。自分の症状を受け入れ、治療を受けているうつ病男性の大多数は、パートナーの女性が勧めてくれたからこそ受診しています。精神科治療のなかでも、うつ病の治療法は非常に進んでいます。治療を受けたうつ病患者の90％が症状の軽減を報告しています。しかし治療を受けに来るのはすべてのうつ病患者の5分の2以下なのです。この2つのデータを合わせると悲劇的なストーリーが見えてきます。うつ病になっても受診しない人が一人家庭にいるということは、その家族がみな苦しんでいるということです。うつ病になっても受診せずにいることに何のメリットもありません。もし、あなたにとって大切な男性がうつ病ではないかと思われたら、この本を読んでください。そうすれば、彼がうつ病なのかどうか、もしそうだとすればどうしたらいいのかが分かります。男性はみんな「嫌なことがあっても誰の助けも求めずに一人で闘え」と教えられて育っています。そのため、うつ病男性にとって唯一の助けになれるのはあなたしかいません。彼のことを大切に思うからこそ、立ち上がり、行動を起こし、援助の手を差し伸べられるのです。この本は彼にとっても、あなたにとっても、そしてあなたの家族にとっても、良い方向へ向かう最初の一歩となってくれるでしょう。最初の一歩こそが、何よりも大切なのです！

テレンス・リアル（『男はプライドのいきものだから』著者）

謝辞

人生でうつ病男性と向き合っている女性の皆さんのための本というアイデアを最初に私に持ちかけてくれたNew Harbinger PublicationsのMelissa Kirkに大きな感謝の意を表したいと思います。彼女に加え、本書の構成に携わってくれた編集者のCarole Honeychurch、Kayla Sussell、そしてHeather Mitchener、皆が、男性に思いやりを示し、女性を力づけるという、本書のための適切な方向性に関する私の構想を共有し、尊重してくれました。このチームとともに取り組めたことを光栄に感じます。また、読者が必要とする情報を得られるように資料の項をまとめてくれたShelly Clineの活躍に感謝します。

また本書や私の他の本のアイデアについていつもワクワクしながら、時には私以上に張り切ってくれる私の妻の姉妹のChris Kidd、Janice Horowitz、そしてRegina Brunigに感謝したいと思います。本書のアイデアを構成するにあたり、彼女らの熱意と英知はかけがえのないものでした。そして私にとって最も大切な娘のJuliana、息子のJoe、そして妻のConnieには、常に深く感謝しています。彼らは、私がノートパソコンを持ってスターバックスに通いつめるのに耐えてくれただけでなく、私のすることすべてに意義を与えてくれます。

そして、何年にもわたって私が一緒に取り組んできた男性と女性の方々がいなければ、本書は学問的な考察に過ぎなかったことでしょう。そのどちらの立場にある皆さんも、私が皆さんを知り、皆さんから学ぶことを可能にしてくれ、また皆さんのストーリーを拝借し他の人に伝えることを許可してくれました。心から感謝します。私がどなたについて述べているのかは、ご本人たちはご存知のはずです。

最後に、私に短気の、不機嫌な、あるいは引きこもりの男性については教えてくれませんでしたが……多くのことを教えてくれた私の両親 Sydney と Cynthia に特別の感謝を表したいと思います。

はじめに

テレンス・リアルの『男はプライドのいきものだから』（*I Don't Want to Talk About It: The Secret Legacy of Male Depression*）[29]、ウィリアム・ポリャックの *Real Boys*[27]、ジェド・ダイヤモンドの *Male Menopause*[9] が出版されるまで、男性のうつは秘密としてしっかりと守られてきました。ここ数年で、アメリカの政府は多くのキャンペーンを行い、男性の隠れたうつ病にスポットライトを当ててきました。国立精神衛生センター（ＮＩＭＨ）が大々的なキャンペーンを行い、男性がうつ病の治療を受ける際に持つ偏見を減らす活動を始めました。うつ病を治療した経験を持つ消防士、警察官、ダイビングのチャンピオンを紹介したのです。[23]

それ以降、男性のうつに関する本はいろいろと新しく出版されましたが、そのパートナーの女性のための本はありませんでした。さらに、うつ病男性の症状はどんな形で現れるかという新しいモデルに従って、そばにいる女性がどうするべきかを教えてくれる本も一冊もありませんでした。

ここでは、もしかすると「うつ」という言葉を使わない方がいいかもしれませんね。なぜなら、「うつ」と聞いて、誰もがそれと分かるようなうつのサインや症状を探してしまうと男性型うつ病を見落としてしまうかもしれないからです。男性のうつ病は女性のうつ病とはまったく異なる形となって現れます。活動的で「成功している」男性はワーカホリック、アルコールや薬物依存となり、大切な女性に心を開かず、人に対して防衛的（そして攻撃的）な態度をとることで、うつ病を覆い隠しています。男性はうつになったとき、頭痛や不眠、胃腸障害というううつの身体症状についてはよく訴えますが、感情的な症状については訴えようとしません。さらにうつの男性は自殺未遂をすることが多く、実際に命を落としてしまうことも多いのです。本人や主治医よりも、妻や恋人の方が早くうつ病に気づきます。それがうつ病のようには見えないときでさえも。

よく思い出すのですが、私は30代のとき、椎間板ヘルニアからくる腰痛でほとんど寝たきりの状態になっていました。妻が三度の食事を作り、トイレや風呂の介助をし、持ってきてくれと頼んだものを何度も運んでくれました。妻が思うように動いてくれないと私は不機嫌になり、イライラして彼女に当たりました。慢性的な痛みと共に、人の助けを借りなければ何ひとつ満足にできないことに対して気分が落ち込み、やる気を失い、自分が駄目な人間になったように感じて、私のいつもの明るい性格はどこかに消えてしまいました。妻がどんな気持ちでいるのか、妻は私にどうしてほしいと思っているのかまったく思いやる余裕がありませんでした。自分のことで精一杯だったのです。

見過ごされやすい男性のうつの症状のひとつに他責（周りの人を責める言動）があります。これは最もやっかいなものです。私はとても嫌な気分で、そのことが本当に嫌で、それがいったい何なのかも自分では分からずにいました。だから周りを見渡して、これが誰のせいなのかを探しました。そして「妻のせいだ」と思ったのです。

無気力、やる気がない、何もうまくできない、魅力がない……。こういった典型的なうつ病にまつわる気分を自覚し、それについて誰かに話そうとすると、「男らしさ」のイメージとは大きく異なった姿をさらけ出すことになります。この本は、あなたの大切なパートナーを苦しめる障害物が何なのか、そしてその障害を取り除くにはどうしたらいいのかをあなたに伝えるための本です。

これはうつ病男性と、その男性を支えるあなたのための本であり、彼、あなた、そして二人の関係をより良いものにするための本です。しかし、この本のタイトルがもうすでにあなたを不安にさせたかもしれませんね。あなたが彼のことをうつ病なのではないかと思っていることがばれたら彼がどんな反応をするかと思うと怖いのではないでしょうか。言葉というのはとても大切なものです。「うつ」という言葉は特に男性にとって情けなく恥ずかしいものなのです。

もし「うつ病じゃないの?」と言えば、彼は怒って黙り込んでしまい、話もできなくなるのではないかと思っている方もいるでしょう。忘れないでいただきたいのですが、男性にとって最も恐ろしいのは「女々しく」なることであり、「うつ」というシンプルな言葉さえも男性にとっては耐え難く受け入れがたい「女々しさ」の表れなのです。もう一回繰り返して言いますよ。言葉はとても大切なものです。「ストレスを感じる」「疲れている」という言葉であれば、男性は受け入れることができます。でも、「うつ病だ」と認めることは死んでもできません。ストレスがたまったとしてかかりつけの内科医に相談することはできても、うつ病のことで自分から進んで精神科医やカウンセラーのところへ行こうとすることは絶対にありません。

しかし、あなたがどんな言葉を使って「うつ」を表現するとしても、この本のテーマについて彼と一緒に話し合おうとするときには、いつどのように話すのかという点についてじっくりと計画を練る必要があります。こういった状況において、最も大切な相手である彼にあなたの気持ちを伝えようとするとき、うつ病という言葉を口にする必要はありません。「何か」と言葉を濁しながらも、それについて話し合うことができさえすれば、それで一歩前進です。

この本について

本書の最初のセクションでは、見過ごされがちな男性のうつの症状について理解し、どうすれば彼が正しい診断を受けることができるのかを見ていきましょう。次のセクションでは、うつの男性とどうすればうまく会話できるか、うつを悪化しかねない二人の関係上の問題をどう扱うかということを見ていきます。不眠と性機能の低下という副作用についても学び、さらに友人やあなたの家族に彼のうつ病をどう伝えるか（伝えるべきかどうか）というテーマについても考えていきましょう。

そして最も大切なテーマとして、最後のいくつかの章であなたの感情、精神、行動という3つの面において、どうやって自分自身を大切にするかということを考えていきます。彼との関係を損なうことなく、彼を甘やかしてうつ病のままでいさせることなく、自分を失うことなく、彼を支え、大切にしていくためにはどうすればいいかということも学んでいきましょう。さらに、彼のうつによるひどい言動に耐え切れなくなったとき、あなたにとって最も良い決断をするためにはどうすればいいかも見ていきます。

本書の全体を通していろいろなエクササイズを用意しました。それに答えていただくことで、彼の状態をよりよく理解し、よりよい対応を見つけられるようにしました。このためのノートや日記を一冊準備して、本書を読みながらそれぞれのエクササイズを書きとめていただけると嬉しく思います。

この本があなたにとってまったく役に立たないという可能性もあります。男性のうつについてよく理解できたとしても、彼との関係は何も変わらないかもしれません。この本に書かれているテクニックや治療法を試したけれど、何ひとつうまくいかないという可能性もあります。彼もこの本を読んであなたと同じように理解したとしても、回復もしなければ、うつうつとした嫌な気分が何も変わらないということもあるかもしれません。それがうつ病という病の怖さです。

しかしほとんどの人にとってはこの本がきっと大きく役立つことでしょう。男性のうつについてよく理解し、どう対処すればいいかを学べば学ぶほど、この新しい知識がこれまでのあなたの努力や工夫とハーモニーをなして、状況を変えてくれるはずです。一体どんなことが本当の自分の役目なのか、自分の心に従った真の選択肢は何なのかを知ることで、あなたは自由を得るはずです。そういう素直で自由なあなたこそが、彼にとってのベストパートナーであり、ベストな判断を可能にするのです！

もくじ

訳者まえがき　*iii*
まえがき　*ix*
謝　辞　*xv*
はじめに　*xvii*

第1章　「うつ病」らしいうつ――うつ症状が表に出るタイプの男性……1

典型的なうつ病の症状　*5*
悲観的な思考スタイル3点セット　*6*／うつと悲観的な考え　*9*／自己効力感　*10*
／思考反すう（何度も繰り返し同じことを考えてしまう）　*13*／アンヘドニア
（快感消失）　*15*
彼がうつ病かどうか調べるためのチェックリスト　*18*
★エクササイズ――彼のうつ症状をチェックする　*18*
典型的なうつ病のいろいろなタイプ　*20*
典型的なうつ病の4つのタイプ　*21*／そのほかのタイプのうつ病　*23*

男性がうつになったときあなたとの関係はどうなるか　26
信頼関係と愛情の絆にひびが入る　26／会話がなくなる、話し合いができなくなる　27／興味や感情を示さず自分の殻に閉じこもるようになる、セックスに対して無関心になる　28
まとめ　29

第2章　男性型うつ――うつ病らしくないうつの男性……31
男性型うつとは何か？　32
パターン①　自己否定　34
自分について厳しく批判する　34／落ち込んでいる自分を情けなく思う　36／罪悪感　38
パターン②　敵意と他責　39
父親として、男としての自分の意見が尊重されないことに過敏になる　40／強い敵意――攻撃は最大の防御なり　43／傷ついたとき、攻撃してしまう　44／疑いと不信　45
パターン③　男らしく見せるための大げさな行動　47
物質乱用（アルコールや薬物の乱用）　48／怒り中毒　49／セックスへの依存　50
パターン④　逃げる、避ける　52
防衛的回避（自分を守るために、逃げようとする）　53／悲しみ恐怖症　54／逃避

行動　54／★エクササイズ――あなたのパートナーは隠れうつ？　57
まとめ　58

第3章　うつ状態の男性の心を開くためのコツ……61

自分の気持ちがよく分からない彼　62
言葉にできない感情　62／「思いやり」と恋愛感情の区別が困難　65／男性の気持ちを聞きだすときのコツ　68
「何ばかなこと言ってんだよ！　俺はうつ病なんかじゃないよ！」　73
男子のルール　74／感情のシャッターを下ろす　75／「男らしい男」とうつ／男性が「恥」と感じない言葉を使って男らしさのラベルを付け直してあげること　78／★エクササイズ――「男らしさ」以外の部分をあなたが受け入れていることを伝えて、安心させる　79／男らしさを認めてあげること　80／男性に受け入れられる比喩を使うこと――彼をあなたの「ヒーロー」に！　81／うつについて話し合うときのコツ　84／うつ病についての偏見と誤解について話し合うときのコツ　86
うつについての話し合いを始めるときのコツ　91
彼が専門的な援助を受けられるようにサポートする　94
まとめ　97

第4章　うつ状態の男性とうまく話すためのコツ……99
良いコミュニケーションのコツ　100
「壊れた鏡」の恐ろしい威力　102
「壊れた鏡」の作動システム　103／「壊れた鏡」状態　105
彼の「いじけモード」に気づいてうまくかわす　109
いじけモードに波長を合わせる　111／彼の神経質モードに気づき、うまく返す　112
前向きに積極的に聴く――アクティブ・リスニング　115
良い変化を強化する　119
★エクササイズ――彼のやる気をくじかない　122
まとめ　126

第5章　彼の八つ当たりを受け続けないで！
――イネイブリング、共依存にならないために……129
★エクササイズ――イネイブリング（彼がうつのままでいられる環境をつくる）をしていませんか？　132
彼が腹を立てて「逆ギレ」するとき　135
★エクササイズ――彼が腹を立てて、「逆ギレ」したときどう応じるか　136
ここまでという限界をはっきり伝える　140

言動　142／マインド・ゲーム（操るための駆け引き）　144
「脅迫」せずに気持ちを伝えよう　145
感情のハイジャックに気づく　146／★エクササイズ――「○○を変えてほしい」とお願いする　148／はっきり責めるトーンを控え、柔らかく　152／メッセージを和らげるためのいろいろな工夫　154
二人の協力関係を強調する　159
★エクササイズ――私からの約束　161
まとめ　163

第6章　彼が治療を受けるための手助けをする――カウンセリング、心理療法……165

持っている力を思い出させる　166
ベーシックなやり方　168
★エクササイズ――うつに対処するための方法　168
新しいストーリーづくりが持つ力　171
証拠　173／ほかの選択肢　174／ささいなこととしてとらえる　175／役に立つ？　176／責めるのではなく、「似たもの同士の仲間（twinship）」の視点を持つ　177／宗教と信仰　179
気分転換――くよくよ同じことを考えないようにするために　180

気晴らし 181／★エクササイズ――上手に気晴らしする 183／考えを途中でとめる方法 186／小さく区切る 188／前向きな考え方に気持ちを向ける 189
新しい習慣を身につける――「うつじゃない」ように振る舞えば、そうなる 190
うつの行動パターンを変化させる 191／はっきりと具体的な指示をする 193
ソーシャルサポートを活用する 196
ほかの人の助けを求める 196／共感、正常化、つながりづくり 197
まとめ 200

第7章 彼が治療を受けるための手助けをする――薬物療法 201
うつ病の生化学 202
主治医の選び方 204
正しいサポーターになる 205
★エクササイズ――薬物療法に関する質問 207
抗うつ薬についての基礎知識 209
抗うつ薬の種類 209／抗うつ薬の容量と治療経過 210／抗うつ薬の副作用 212
薬物療法以外の心と体の治療法 215
エクササイズ 215／薬物、アルコール 217／栄養 218／代替医療 220
変化をサポートする 221
まとめ 224

第8章　二人の関係――セックス、思いやりと愛情……225
セックスと男性のうつ　226
彼が性的関心を失ってしまったら　226／彼の性的欲求が異常に高まったら　232／嫉妬　235／セックスさえすればうまくいく？　238
抗うつ薬とセックス　239
よくみられる副作用　240／薬物療法の選択肢　241／休薬日　242／性的な副作用についてきちんと話し合う　242／★エクササイズ――彼の性的な関心のレベルを知る　243
セックス以外の二人の関係――心を開き、思いやり合う愛情関係　246
自分の気持ちを受け入れること　248／心の絆　252／事実 vs 素直な気持ち　253
素直になって心を開くためのレッスン　257
心の痛みに耐える　257／避けられない喪失　259
彼にどうなってほしいのか？　262
まとめ　263
第9章　罪悪感と期待……265
あなたのせいではない　266
感情的決め付け（emotional reasoning、情緒推定とも言われます）　267／「お前

は ひどい女だ」 269／「自分の頭が悪いせい」と思わされる 270／★エクササイズ
——彼があなたを責めるとき 271
心理的脅迫 272
「自殺する」と脅す 274／「嫌な気分になる」と脅す 275／★エクササイズ——心
理的脅迫への対応 278
彼に対する気持ちが冷えていくことに対する罪悪感 278
彼が情けなくなって気持ちが冷えてしまう 280／彼が頼りなくなったことで気持
ちが冷めてしまう 280／彼があなたにひどい態度をとるので気持ちが冷めてしま
う 282
傷ついた状態にある男性の魅力 283
まとめ 285

第10章 自分を大切にする

287
自分のことをチェックする 288
★エクササイズ——あなたがどのくらい彼との生活から影響を受けているかチェ
ックする 288
自分を大切にするための方法 292
自分を大切にするための考え方のテクニック 293／自分を大切にするための人付
き合いのテクニック 296／自分を大切にするための二人の関係のテクニック 299

／自分を大切にするための行動テクニック　302
まとめ　305

第11章　彼から離れるべきときを知っておく……307

決断する　308
状況を変えてみる　308／期待を変えてみる　309／去る　310／内なる声と闘う　310
強度（ひどさ）、頻度、持続時間　312
約束を破ること（DV：ドメスティック・バイオレンス）——強度（ひどさ）　313／★エクササイズ——あなたの限界ラインは？　315／〈ほど良い〉かどうか——頻度　318／★エクササイズ——ほど良いことが、ほど良くありますか？　319／燃え尽き（バーンアウト）——持続期間　320／★エクササイズ——燃え尽きていませんか？　322
改善の可能性があるかどうか　323
理解してくれない　323／理解はしてくれるけれど、変えようとはしてくれない　324／変えようと努力しても変えることができない　325
まとめ　327
そして、最後に……　328

訳者あとがき　329
文　献　335

1

❖第１章 「うつ病」らしいうつ——うつ症状が表に出るタイプの男性

恋人、もしくは夫がこんなふうになったら……皆さんはどうしますか？　毎朝なかなか起きられない。仕事の成果はいまいち上がらない、あるいは失業中。ふぬけのような状態で、食欲もなく、友達とどこかに出かける気力もなく、性欲もなく、スポーツもしようとしない。子どもと話をする気もない。くよくよと心配ばかりして、何も決断できない。自分のどこかがおかしいと感じても、それが何なのか分からない。あなたが彼に何度も「どこか悪いんじゃないの？　大丈夫？」と尋ねても、彼はいつも硬い表情をして、黙って自分の殻に閉じこもるだけ。返事をしたとしても「疲れているだけだよ」と言う……。もちろん彼は必死で調子の悪いところを隠そうとしているので、うつ病のようには見えません。でもどこから見ても、彼が自分を責め、自己嫌悪しているのは明らかです。

こんな彼に腹を立てる気にはなれませんよね。彼は明らかに落ち込んでいるので、近くにいるあなたは彼の苦痛を思いやり、なんとかして彼を元気づけたいと思うことでしょう。でもその一方で、彼に対してイライラすることもあるのではないでしょうか？「ちょっと、しっかりしてよ！」と怒鳴りつけたい気分になることもあると思います。彼の様子そのものがあなたのストレスになって嫌な気分になり、そう感じてしまう自分に対して罪悪感を持つのではないでしょうか？

このような状態が「典型的うつ病」もしくは「表に出るタイプのうつ病」といえます。もちろんこうなったとしても彼は自分がうつ病かもしれないとは言いませんし、治療や援助を求めようとはしないでしょう。その点では女性のうつとは異なりますが、ほかの点については女性のうつの症状とほとんど違いはありません。いかにもうつ病らしい症状を示しますので、専門家でなくても「うつ病かもしれないな」と気づくことができます。

このように分かりやすいタイプの男性のうつとは異なるタイプのうつもあります。恋人や夫の様子が次のようだったら……皆さんはなかなか「この人、うつ病かもしれない」とは思えないでしょう。黙り込んでいるわけでも、人づき合いを避けるわけでもなく、よくしゃべり、よく動く。びっくりするほど長時間働いて仕事の成果をあげる一方で、怒りを爆発させて取引先との関係をぶち壊し、クビになる。アルコールをがぶ飲みし、ドラッグに手を出すこともある。離婚と結婚を二度三度と繰り返す。女性は最初は彼に刺激的な魅力を感じて近づいてくるが、そのうち彼の自己中心性と気まぐれのひどさに愛想をつかして離れていく。すると彼はますます自暴自棄な行動を取るようになり、トラブルに巻き込まれることも多くなる。自分の元気を取り戻してくれる刺激を必死に求めて、次々に新しい女性と付き合う。強い焦燥感と不満を意識する時期があり、そういうときは常に周りのせいにする。妻や子どもを責める。自分を「男の中の男」だと思いたがり、何かうまくいかないことがあると激しくキレて、周りに怒りをぶつける。自分の男らしさにケチをつけられたと感じたときも、ひどく怒る……。

こういった男性も、時にはがっくりと落ち込む時期があり、ひどく心が傷ついているのが分かるときもあります。恋人や妻子に八つ当たりした後は、深く後悔し、優しくしようと努力してくれるときもあります。

こういった男性に対して優しい気持ちを感じることは難しいでしょう。パートナーの女性に対してひどい扱いをするからです。不機嫌になり気分が落ち込んでいるときは、あなたに怒りをぶつけ、あなたを責めます。そういう弱々しい感情は男らしくないものとして、自分で受け入れられず、耐えられないあまりに、あなたに向かって逆ギレしているのだということがあなたにも分かります。しかし、彼にはセクシーで大胆でエネルギッシュなときもあって、子どもに深い愛情を注ぐところを見せたりするので、いったいどんな人なのかと混乱させられることでしょう。そんな彼と一緒にいると、自分は彼にとって物足りないのではないかと感じたり、彼をがっかりさせているように感じたりするかもしれません。彼の心の奥底には傷ついた優しい部分が隠れていることが分かるのですが、めったに表面に現れません。このような男性の言動は、まさに男性型うつ（男性型うつ病、隠されたうつ病）の症状です。

この2つのタイプの男性の言動は、どちらもうつ病の症状を示しています。最初のタイプは分かりやすいうつ病で、その症状にはあまり男女差がありません。しかし後のタイプは近年になってやっと理解されるようになってきた男性型うつ病です。

あなたにとって大切な男性がうつ病なのではないかと感じたときは、まず男性のうつにはこの2つのタイプがあることを理解しておくことが大切です。

アメリカでは毎年300万～400万人の男性がうつ病で苦しんでいるといわれています。[21] 男性は、うつ病として分かりやすい症状である悲しみ、自分に価値がないという気持ち、罪悪感を訴えることは少なく、その代わり、疲労、イライラ、仕事や趣味に対する興味の減退、不眠を訴える傾向があります。また、女性ではうつ病に不安を伴うことが多いのですが、男性の場合はうつ病を隠したり、「大したことではない」と言い張ったり、現実逃避をしてアルコールや薬物、ギャンブルに依存したり、人づき合いを避けて閉じこもったり、周囲を責めて怒りをぶつけたりしがちです。

ポッツ、バーナム、ウェルズの研究からは、多くの男性がうつ病になっても「うつ病」だと診断されず、治療を受けずにいるということが示されました[28]。医師の診察と、うつ病診断用の質問紙に記入してもらった結果について、どれだけの男性がうつ病であると診断されたかを比べてみると、質問紙において「うつ病である」という結果が出た男性の65%が医師の診察では見過ごされていたのです。つまり、男性のうつは女性のうつと比べて見過ごされやすく、うつ病男性の3分の2は、自分でもその症状に気づかず、周りにも気づかれずに、治療を受けることなく過ごしているのです。

典型的なうつ病の症状

最初に、うつ病によくみられる症状についてご紹介します。男女差はあまりないのですが、男性に多い症状もあります。第2章では、見過ごされやすい男性のうつ症状についてご紹介します。なぜ男性がそういう言動をとってしまうのかについて、文化的な背景や脳神経科学がどのようにかかわっているかも見ていきましょう。

あなたにとって大切な存在である男性にうつ病の影が忍び寄ってきたとき、これまで「オート・パイロット（自動操縦）」のように行われてきた食事、睡眠に問題が生じ、注意力と集中力が減少します。最低限のことをするのにも苦痛を感じるようになり、一日を過ごすだけでヘトヘト、何かしたいと思うことも喜びを感じることもなくなってきます。以前は喜びを感じていたということも思い出せなくなり、この先再びそういう気持ちになれるとも思えないので、さらにうつになります。

うつ病になった男性は、「自分はこういう存在である」という、これまで培ってきた自信を失い、価値観や信念も崩れてしまいます。「一時的にへこんだ状態」とはわけが違います。気持ちの持ちようでもなければ弱さや甘えでもありません。うつ病という疾患は、本人が自分で元気を取り戻して生活を立て直そうとするための気力と体力を奪ってしまうものなのです。

悲観的な思考スタイル3点セット

アーロン・ベックは、人の感情を形づくっている重要な要素は認知（自己対話）であるという理論を発表しました。(5) つまり、自分の経験をどうとらえるかということが、それについて感じる気持ちを決定するのです。自分の心の中で自分にどう言い聞かせているかということがうつ病の発症にかかわっているということは、それを変化させることができればうつ病が治る可能性もあるということです。うつ病と関連する悲観的な思考スタイル3点セットを見てみましょう。

1．自分自身を否定的にとらえる

2. 周りの人のことを否定的にとらえる
3. この先起こることを悲観的に予想する

心の中で起こる自己対話は、その人が世界をどう見ているかということを反映しています。私たちは常に、自分、周りの人、出来事を理解しようとして物語を紡ぎ出しています。脳は物事の意味が通るように出来事を解釈しようとするものなのですが、そのとき必ず正しい物語をつくるとは限りません。少なくとも話の筋が通りそうな物語であればよいのです。これはつまり、うつ病のときに脳が最悪の物語をつくってしまう可能性があるということを意味しています。前向きで希望に満ちた、心が慰められるような物語を必要としているときに、脳はそういう物語をつくることができないのです。自分が子どもとかかわるとろくなことにならないと悲観して、子どもから距離を取っている父親は、「自分にはこういう強さもある。子どもにこういう愛情をしっかりと持っている」と心の中で自分に伝えなくてはいけません。「少なくとも、今つらい状態の中でも工夫して取り組んでいる自分はよくがんばっている。これから先、症状が良くなっていくに従ってきっと少しずつうまくできるようになるだろう」と自分に言い聞かせることが何よりも大切です。

しかしうつ状態の男性は、自分がうまくできないことに直面すると、よりいっそう悲観的になり、自分を責め、自分は駄目な人間だと思い込んでしまいます。例を挙げてみると……

「俺には絶対にうまく切り抜けられない」

「妻が望むような自分にはなれそうもない」

「自分は父親向きの人間じゃないんだ……」

「自分は家族思いの人間じゃないんだ……」

「あいつら、どこかおかしいんじゃないのか?」


さらに悲しい言葉ですが、私のところにカウンセリングを受けにきた男性は一人ならず「俺は、親しくなった人間を全員ボロボロにして傷つけてしまうんだ……」と言いました。

私のクライエントであるアンドレアは、夫が落ち込んでいるときの会話についてこう話していました。

「彼は私たちの結婚を『悪夢』『大失敗』『不幸そのもの』なんて言うんです。機嫌が良いときは、それはちょっと言い過ぎだと思うみたいで、『イライラさせられる』『良いときと悪いときがある』って言ったり、『二人でがんばれば良くなるかもしれない。楽しいときもあるよ』って言ってくれるときもあります。でも、機嫌の悪いときはそれを全部忘れてしまって……。何をやっても駄目だ、うまくいきっこないって。そして私が何を言っても無視して、自分の殻に閉じこもってしまうんです」

これらの例から、うつ病男性が「ネガティブなことがたびたび起こり、これからもずっと続き、ひどいことになる……」と想像しがちなことがお分かりいただけたでしょうか。何でもないことでも、悲観的に考え、悪いイメージが繰り返し頭に浮かぶのです。ちょっとでも嫌なことが起きると「破滅」としてとらえてしまうのです。うつ病のときはこういう思考が何度も何度も反すうされます。ささいな失敗でも「これは自分のせいで、これからはいつも、何をしてもこうなるだろう」と思い込んでしまうのです。

うつと悲観的な考え

マーティン・セリグマン(31)は楽観主義の思考スタイルとポジティブ心理学の研究の第一人者です。楽観主義の思考とは、全人的な幸福（well-being）と満足感を感じること、恍惚ともいえる集中（フロー）と喜びを感じられること、身体感覚として感じられる喜びと幸福感に意識を集中することだと定義しています。セリグマン(30)によれば、未来に関する明るく建設的な信念――楽観、希望、信頼――があることが大切なのです。人がある出来事を順序立て筋道立てて考え、自分自身が理解できる説明を見つけようとするとき、**永続性**（これはずっと続くことか?）、**普遍性**（何についても当てはまるか?)、**個人性**(自分のせいか? 偶然や運によるものか?)という3つの側面から考えようとします。これを「悲観的な思考スタイル」の人に当てはめて考えてみると、「この悪いことは、きっとずっと続くだろう。何をしたって同じように失敗するだろう。これは全部自分の能力が足りないせいなんだ」というふうに考える傾向だといえます。これに対して「楽観的な思考スタイル」の人は、同じような嫌なアクシデントがあってもまったく異なった考え方をします。「今ちょっとうまくいっていないけど、これは一時的なものだろう。今回は特別だったんだ。周りの状況も良くなかったし、運も悪かったな。それにあいつが○○しなかったから、こうなったというのもあるし」というふうに。楽観的な思考スタイルを持つ人にとって、何かがうまくいかなかったとしても、それは一時的なつまずきでしかなく、むしろ挑戦しがいのある課題になるのです。そして、それをもとにして解決策を見つけようとし、行動計画を立てるのです。

自己効力感

アルバート・バンデューラは自己効力感(self-efficacy)の研究の中で、人が持っている独自の信念や心の中にある「物語」(出来事をどのように物語としてつなげて、理解しているか)が、その人の幸福感に影響を及ぼし、その人が積極的でポジティブな行動をとるかどうかを決めているということを説明しています。自己効力感とは、「自分はうまくやり遂げることができる、そのための力を持っている」という信念です。バンデューラは、人の「○○をしたい」という動機づけと感情、行動が客観的な真実ではなく、その人の信念や感じ方によって形づくられていると述べています。これはバンデューラの論文（自己効力感についての信念が人間の機能にどのような影響を及ぼしているかについて説明したもの）の中で説明されています。このように、自己効力感をどのように認識しているかということが、自分の知識と技術をどのように使い、実際にどう行動するかということを決定しているのです。

この自己効力感という原動力を理解すれば、なぜ人が実際の能力とは一致しない行動をとるのか、なぜ同じような知識や技術を持った人がまったく同じ行動をとるわけではないのかが分かります。例えば、ものすごく有能な男性が「俺はもう駄目だ。俺は能無しだ。何の能力も才能もない……」という考えの発作に襲われて力を失うこともあれば、反対にそんな大した能力もないくせに「自分はもっとすごいことができるはず！」と思い込んでいる男性もいます。このように、自分についての信念と現実というのは一致していないことが多いものなのです。人は現実ではなく、自分が感じていること、自分はこうだと信じていることに従って行動しているのです。このことは言い換えると、実際の技術や能力をテストするよりも、「どのくらい自分に力があると思っているか」をテストした方が、その人がこの先どれくらい力を発揮できるかが分かるということです（もちろん、どんなに「俺は絶対にできる！」という自信を持っている人でも、必要最低限の技術や知識がなければ何もできません。このことはお忘れなく！）。

うつ状態になるとネガティブな考えが自然に浮かんできます。反対に、ポジティブな考え方をするのは非常に難しく、かなり努力しなくてはできないのです。何事につけ暗い方へ暗い方へ考えるというのが癖になり、それが普通になってきます。いったんそうなってしまうと、このパターンを変えることは間違ったこと、不可能なことのように思われます。

「自分は駄目な人間だ」「他人は俺のことを嫌っている。ばかにしている」「この先良いことはない」という暗いものの見方にとらわれると、何もする気が起こらず引きこもってしまう……ということは、皆さんも分かりますよね。こういった嫌な気持ちや情けない思いを振り払おうとして、不機嫌になり、他人を責め、怒りっぽくなる男性もいます。同じ人が、あるときは沈んで引きこもり、あるときは怒って周り中を責め立てることもあります。どちらも同じ「うつ」によるものなのです。ただ、現れ方が異なっているだけなのです。

あなたのパートナーである男性が自分自身について、あるいは周りの環境について考えるときに、暗く悲観的にならざるを得ないという事実が見つかるかもしれません。人生における暗い面というのはその気になればいくらでも見つかるものです。しかし反対に、良い面というのも探せば必ずあるものです。ただ、彼は最も必要なときに、つまりうつになったときに良い面を見つけることができなくなるのです。もし見つけられたとしても「自分はそれにふさわしくない。申し訳ない」

というように感じて、受け入れられなくなっているのです。

思考反すう（何度も繰り返し同じことを考えてしまう）

思考反すうとは、否定的な考えが何度も繰り返し頭の中に浮かぶことです。そのために麻痺したようになって積極的な行動がとれなくなります。これはうつ病になったときによく起こるものです。セリグマン[30]は、この思考反すうのレベルによって、うつ気分が良くなるか長引くかが左右されると述べています。うつ気分や不安はそれだけでもつらいものですが、さらに「いったいいつになったら良くなるんだろう」「なぜこんなことになってしまったんだろう」とくよくよ考え込むことでエネルギーを消耗し、苦痛が増すことになります。そしてさらに最悪なことに、うつ気分になった男性は「なんで俺はこんな嫌な気持ちになったんだ。なんて情けないんだ」と自分を責め、そのせいでよりいっそうひどい気分になって、さらにまた「ひどい気分でいること」に対して自己嫌悪するという悪循環を起こすのです。

このようなうつ病男性の思考反すうのパターンが研究によって明らかにされています。[24]以下にそのパターンを示します。

- 自分の殻に閉じこもりがちになり、自分がどれだけひどい気持ちでいるかについて考えて過ごす。

- 自分があまりに落ち込んだ情けない状態でいるので、恋人や妻が自分に愛想を尽かすのではないかとばかり考える。
- 「また今日も眠れないのではないか」と不安で、夜が怖くなる。
- 自分のうつ病について悩み過ぎて、仕事をうまくやり遂げるための時間がない。

分かりやすいタイプのうつ病の男性は、女性のうつの場合と同じように、何度も同じことを繰り返してくよくよと心配し、分析して考え込んで、「こうやって悩んでいればいつか良い方法が見つかる」と、悩むことを正当化しがちです。確かにそういう可能性もないわけではありません。困難に直面したとき何度もそれについて考えることで思わぬ活路が開けることもあるでしょう。しかし、同じことについて悩み過ぎてある地点を越えてしまうと、デメリットの方が大きくなります。解決方法について考えようとしても、繰り返し同じことをぐるぐると悩むばかりになって、より良い方法を見つけるどころか、よりいっそう不安になり、何もする気がなくなってしまうという結果になります。

うつに強い不安が合併している場合、この思考反すうの傾向はより強くなります。この思考反すうが続くと無気力になり、自分で自分を苦しめ続けることになります。そこから抜け出す方法は2

つしかありません。リフレイミング（別の言い方を見つける）と注意の拡散（意識を別のものに向け、思考反すうをストップする）です。この本の中でこの2つのテクニックをどうやって使うか、パートナーがこの2つをうまく使うためにどのような援助が必要かについてさらに詳しく述べていきます。もちろん、パートナーを支えるあなたにとってもこのテクニックは役に立つでしょう。彼の気持ちに引きずられて落ち込んだときや疲れ切ってしまったときにぜひ使ってください。

アンヘドニア（快感消失）

アンヘドニア（快感消失）は非常につらいものです。この言葉の語源は、ギリシャ語の hedone（喜び）です。つまりアンヘドニアとは喜びを感じることができないという意味になります。まるで脳の入り口に厳しい警備員がいて、「嬉しい！　楽しい！　やりがいがある！」と脳に感じさせる可能性のある神経インパルスをチェックして入場禁止にしているかのようです。私のクライエントのジミーはこんなふうに言っています。「なんか何もしたくない……何をしても楽しめないという感じです……。心の中が死んでしまっているっていうか、何かをしたとしてもただ形だけやっているというような感じなんです」。これは例えば仕事での昇進とかセックスなど、誰でも喜びを感じられるような出来事だけではありません。本当にささいなことに対してもまったく喜びを感じられなくなるのです。ほっとするひとときやささやかな幸せをまったく感じないという一日を想像できますか？　それがうつ病なのです。おいしいはずのコーヒーを飲んでも、ラジオからおもしろいはずの話が聞こえてきても、娘が笑顔ではしゃいでいるのを見ても、お風呂に入っても、自分の好きな野球チームやサッカーチームが勝っていても、自分の持っている株の株価が上がっても、布団に潜り込んで気持ちの良い洗いたてのシーツに触れても……まったく何も感じられないとしたら？こういう小さな幸せがたくさん周りにあるという方もいるのかもしれませんが、もっと重要な違いは、そういう出来事に目を留めて、心からそれを嬉しく思う力があるかどうかなのです。うつ病になると、エンドルフィン（こういった幸せを感じさせてくれる神経化学物質を脳内で突発的に増加させるもの）が勢いを失ってしまうのです。そうなると、ちょっとした幸せを感じさせてくれるはずの出来事も、どうでもいい出来事が増えただけ……となってしまうのです。

つまりここでも、彼が最も喜びを必要としているときに（ほんのささいなきっかけでもいいのに）、脳も身体もその喜びをストップしてしまっているのです。うつ病でなければ、小さな幸せがしばらくの間感じられないとしてもなんとかなるのですが、うつ病の場合はそうはいきません。何よりも幸せや喜びを必要としています。それなのに、皮肉なことにうつ病そのものが喜びや幸せを感じるための脳の機能を阻害しているのです。

何かやろうとしていたこともあきらめてしまい、新しいことに取り組む勇気を持てず、何もやる気がしない……うつ病男性の脳の中では「こんなことをやっても無駄じゃないか？　どうせ何をやっても駄目なんだ」という言葉が呪文のように繰り返し響いているのです。

　普通は男性にとって大きな喜びとされているセックスでさえ、うつ病の悲観的な気分に飲み込まれてしまいます。うつの症状と性的関心はほぼ反比例します。つまりうつがひどくなるほど、セックスへの関心はなくなってしまうのです。性的関心が旺盛だった男性が、それを失いつつあるとき、さまざまな理由があると考えられますが、うつ病のアンヘドニア（快感消失）としてとらえると理解しやすいでしょう。セックスを楽しめる人にとっては信じがたいことでしょうが、うつ病の男性にとってはセックスでさえも「こんなことやっても無駄じゃないか？」と思われるものになってしまうのです。これだけは喜びを感じられるはずだとセックスを最後の砦のように考えていたのに、それが崩壊してしまったとしたらとても大きなショックと絶望を感じます。

　このように、アンヘドニアによって何も喜びが感じられなくなり、何に対しても興味を示さず引きこもりがちになってしまう場合が多いのですが、まったく逆のパターンを示す場合もあります。それは、うつになった男性が、脳の中の喜びを感じる部位の力が弱まっていくのをなんとかしようとして、無理やり過度の刺激を求めるというパターンです。このようなケースについては次の章でもっと詳しく見ていくことにしましょう。ここでは、うつ病の場合、そして特に男性のうつ病の場合、正反対の2つの行動パターンが現れるのだということを理解しておいてください。落ち込んで絶望しきっている様子の、明らかにうつ病と思われる男性と、仕事や趣味の活動に病的なほど打ち込み、多量のお酒を飲み、周りを責め立てるという隠れたうつの男性は、その根っこではまったく同じつらさを感じているのです（次の章で詳しく述べます）。つまり、アンヘドニアは喜びや興味を感じる力を弱めてしまうので、そうなった人は人生の喜びをすべてあきらめてしまうか、もしくは「もっと強い刺激ならば何か感じられるかもしれない」と無謀な行動に駆り立てられるかという、いずれかの行動パターンが生じるのです。

彼がうつ病かどうか調べるためのチェックリスト

次の質問リストは、あなたがパートナーである彼の言動をチェックして、表に出るタイプのうつ病の症状に当てはまるかどうかをみるためのものです（表1）。右の空欄に0〜2の点数を付けてください（0「まったくない」、1「少し当てはまる」、2「大いに当てはまる」）。

★エクササイズ――彼のうつ症状をチェックする

これは（表1）医学的なエビデンスに基づいた正確なうつ病診断ツールではありませんの

表1　表に出るタイプのうつ病のサインと症状

気持ち・感情	点数
1. 彼はほとんどいつも（ほとんど毎日）悲しい気持ち，落ち込んだ気持ちでいますか？	
2. 彼は明らかな理由もないのに何かを恐れたり，大げさだと感じるほど怖がったりしますか？	
3. 彼は急に泣き出すことがありますか？　「いつも泣きたい気持ちだ」と言うことがありますか？	
4. 彼は落ち着きがなく，焦っている様子ですか？	
5. 彼はいつもイライラしていますか？	
6. 「むなしい」という空虚な気持ちや，「申し訳ない」という罪悪感を感じていると口にすることがありますか？	
行動	
7. 彼はこれまで楽しんでいた趣味や活動への興味を失っていますか？	
8. 彼は無気力でやる気がないように見えますか？　彼が朝起きたときやる気を出すのは難しいようですか？	
9. 彼の動作，話し方，決断は以前より遅くなりましたか？	
10. 彼の仕事の能力は落ちていますか？	
11. 彼は意図的に，あるいは無意識に，赤信号を無視したり，シートベルトをしめないというような危険な行動をしますか？	
12. 彼の飲酒量や，ドラッグの使用量が増えたと感じますか？	
人間関係	
13. 彼はセックスへの興味を失っていますか？	
14. 彼は，急にあなたに依存的になって，すがりついてくるようになりましたか？	
15. 彼は不機嫌なとき，いつも以上にあなたやほかの人を非難しますか？	
16. 彼は電話が鳴ったとき，仲の良い友人からの電話かもしれないと分かっていても無視することがありますか？	
17. 彼は，自分の“落ちている”（落ち込んだ，へこんだ）気分のせいでみんなが嫌な気分になるかもしれないからと，誘いを断ることがありますか？	
認知／セルフトーク	
18. 彼は混乱しているようですか？　忘れっぽいですか？　決断するのが困難な様子ですか？	
19. 彼は「自分には何の価値もない」「何もできない駄目な人間だ」というようなことを言ったり，特に先のことに希望を持てないようですか？	
20. 彼はどれだけがんばっても何もかもうまくいかないというようなことを言いますか？	
21. 彼は「俺がいない方がうまくいくんじゃないか？」というようなことを言いますか？	
心身症／身体症状	
22. 彼はあまりよく眠れない様子ですか？　どれだけ寝てもよく眠った気がしないと言いますか？	
23. 彼はいつも疲れ切っているように見えますか？	
24. 彼には，はっきりとした原因がなく通常の治療では効果がみられない不定愁訴（身体の痛みや不調の訴え）がありますか？	
25. 彼の食欲に大きな変化が見られますか？　ダイエットもしていないのに体重がかなり減った(1カ月で体重の5％が減った)ということはありますか？　あるいは急に食べ過ぎるようになりましたか？	
合計点数	

で、「何点以上だとうつ病だ」と確定診断できるものではありません。しかし、皆さんが「彼はうつなのかな、違うのかな」と悩んでいる部分をあらためて確認する、あるいは「彼は大丈夫だ」と安心するためのガイドラインにはなるでしょう。10点以上であればうつ病の可能性があると考えてください。20点以上の場合はまさに危険な状態です。このチェックリストは男性型うつ病の中でも表に出るタイプのうつ病について調べるためのものです。もうひとつの隠れたうつ病（うつ病に見えないうつ）のチェックリストは次の章で紹介します。

典型的なうつ病のいろいろなタイプ

うつ病の中には一過性急性のもの（いきなり発症し、すぐに自然に治っていくもの）もあります。一過性急性のうつとは、強いストレス、嫌な出来事、つらいことなどに対する正常な反応であり、どんな人にも起こるものです。例えばあなたのパートナーがいきなり仕事を解雇されたとしたら、1～2週間家に閉じこもってふさぎこむかもしれませんよね。あるいは親の死に直面して、悲しみのあまり何カ月にもわたって何に対しても興味を持てなくなり、性欲も落ちてしまうこともあるかもしれません。もしくは、ただ理由なく不機嫌になることもあるでしょう。彼がこういう状態になったとしたら、あなたはきっと悲しくなり、気分が落ち込み、彼と一緒にいて嫌な気持ちになるでしょう。しかし、こういった状態は明らかに慢性の重症うつ病による症状とは異なります。彼の性格が変わってしまい、抑うつ型パーソナリティになってしまったわけでもありません。うつの状態とは、一過性急性のものであったとしても苦しくつらいものではありますが、さらに重度で治りにくいタイプのものもあるのです。

典型的なうつ病の４つのタイプ

アメリカ精神医学会[2]による精神疾患の診断基準ではうつ病を４つのタイプに分けています。

大うつ病（大うつ病性障害）では、仕事、勉強、食欲、睡眠、興味や関心を持つ力が障害されます。大うつ病のエピソードが生涯において1回しかないというケースもありますが、一般的に何度も繰り返して経験されます。自殺念慮（「死にたい」「死んだ方が楽だ」と考える、死ぬ方法を考える）や自殺企図（自殺しようとする行動）が症状として起こります。慢性の大うつ病のケースでは、ほぼ一生にわたって治療を継続する必要があります。

気分変調症（気分変調性障害）では、深刻な機能障害はないものの、長期的に症状が続き、十分な力を発揮することができず、いつも気分が良いとはいえない状態になります。軽症から中程度のうつ状態が長期的に続くものの、自殺企図はなく、深刻な絶望に追い込まれて何もできなくなってしまうことはありません。このようなケースは比較的よくみられるものであり、それを専門用語で表したものが気分変調症です。気分変調症患者の多くが生涯のうちに大うつ病エピソードを経験します。

双極性障害（躁うつ病）は、極端に気分が高揚した状態（躁病相）と気分が落ち込んだ状態（うつ病相）を繰り返します。中には、躁病相とうつ病相の間にまったくの正常な状態が存在する人もいます。この躁病相とうつ病相が一日に何度も劇的に入れ替わるというタイプもあれば、ゆっくり入れ替わるタイプもあります。後者の方が一般的です。うつ病相ではうつ病の症状がひとつ以上出現します。躁病相では、活動的で多弁となり、エネルギーがあふれ出てくるように感じられます。思考判断が阻害され、正常な社会的言動がとれなくなり、問題を起こすことがあります。例えば、もしあなたのパートナーが躁病になったとしたら、気分が高揚して「自分は無敵だ。自分に不可能はない」と感じ、無謀なビジネスの決断、身体を危険にさらすような無茶な行動、法外なギャンブル、危険な性行為というような、普段ならば絶対にしないようなことを実行に移してしまうかもしれません。

一過性急性うつ病は、反応性うつ病、あるいは状況的（situational）うつ病ともいわれ、生活上の出来事に対する了解可能な（こんなつらいことがあったら誰でもそうなるだろうと納得されるような）抑うつ反応として理解することができます。例えば、とても大切な誰かと離れなくてはならなくなったり、仕事でリストラされたり、野球などのひいきのチームが負けてしまったり……こういったときに彼が悲しんでいたり、落ち込んでいたりするのは（6カ月以上続くものでなければ）一過性急性うつ病であるといえます。治療を受けずに自分で乗り越える人が多いのですが、心理療法や薬物療法を受けると症状が早く改善される場合も多いのです。この一過性急性うつ病は、厳密には死別反応とは別のものとして分類されています。愛する人との死別にあたって悲しみ、抑うつ状態となるのは正常な反応であるといえるからです。しかし、この抑うつ状態の程度が重度であり、持続期間も長期にわたる場合は、正常の範囲を超える〈疾患〉として、うつ病の臨床診断の基準を満たす場合もあります（死別反応のケースであっても）。

そのほかのタイプのうつ病

季節性うつ病は季節性感情障害（ＳＡＤ）とも呼ばれ、通常秋から冬に始まり春もしくは初夏まで続くという、毎年同じ期間発症するうつ病です。冬になるとちょっとふさぎこむとか、雪や寒さで家の中にずっと閉じこもっているからイライラするといった状態とはまた別のものです。ＳＡＤの場合は、落ち込み、不安、イライラ、興味の減退、社会的活動を避ける、集中の困難といった多くのうつ症状が現れます。極度の疲労感、エネルギーがなくなったような感じ、過眠傾向（眠り過ぎること）、炭水化物ばかり食べようとすること、食欲が増進し、体重が増えるという症状もみられます。この疾患は、季節的な変化がかなり極端な高緯度（北極あるいは南極に近いようなところ）の地域における発症率が高く、アラスカでは住民の10％がこのSADに苦しんでいるといわれます。しかし十分な日光があり、比較的穏やかな気候の国に住んでいる場合は、パートナーのうつ病がこのSADにあたるとは考えにくいですよね。高緯度の国に住む人に多いことからSADは日光の照射量に関係していると推測されています。日光の照射量が少なくなることによって気分、睡眠、ホルモンの調整をするシステムに遅れが出るため、冬季になると体内時計が遅れてしまうのではないかという理論もあります。太陽の光を浴びることによって体内時計がリセットされるのではないかと考えられています。

身体疾患に伴ううつ病は見過ごしてはならない重大なものです。薬物療法（ステロイドなど）に対する反応など、身体の生理的な状態によってうつ症状が生じる場合があります。しかし、身体の痛みなどに対する心因反応としてうつ症状を示すケースはこれには当てはまりません。脳卒中、心臓発作、甲状腺機能障害、パーキンソン病などの身体疾患はうつ症状を引き起こす可能性のある危険因子です。ほとんどすべてのタイプのうつ病には心理的な理解と介入が効果的なのですが、この身体疾患に伴ううつ病の場合は、疾患に対する医学的な治療が行われない限り、うつ症状の改善は困難です。

男性ホルモンによるうつ病は、男性更年期、男性ホルモンであるテストステロン欠乏性うつ病としても知られ、加齢の過程で潜伏して進行している場合があります。[9] これまで見てきたうつ病のタイプの中でも特にこれだけは男性限定のものです。男性の場合も女性と同様に、すべての人に一貫した加齢によるホルモンの変化パターンはありませんが、40代もしくは50代（30代というケースもあります）になると、体内でのテストステロンの生成速度が遅くなります。その変化は男性の身体に次のような影響を及ぼします。

- 勃起不全
- 性欲減退
- うつ、イライラ、疲労感などの気分の障害
- 筋量と筋力の低下
- 骨粗しょう症（骨量の低下）
- 体脂肪の増加
- 集中困難、記憶力の低下
- 睡眠障害

男性がうつになったときあなたとの関係はどうなるか

男性がうつになったとき、パートナーとの関係にどのような影響が及ぶのでしょうか。本書ではこれが中心的なテーマのひとつになっています。男性がうつになったとき、どのような声をかけ、どのようにサポートしたらいいか、それと同時にどのようにして自分自身の心身を守るかということを考える必要があるのですが、その前にまずやるべきことがあります。それは、あなたと彼がいったい何と闘っているのかを理解することです。そしてそれがあなたと彼の関係にどのような影響を及ぼしているのかを知ることから始めなくてはなりません。

信頼関係と愛情の絆にひびが入る

あなたと彼の親密な関係、例えば二人で食事に行って、冗談を言いながら笑い合ったり、ベッドで愛し合ったりする時間は、うつ病によって静かに、しかしかなり壊滅的に打撃を受けます。もしあなたのパートナーがうつ病であれば、彼は自分の持っているすべての力を使って自分を保つだけで精一杯という状態になります。もとから自己中心的な人も、そうではないという人も同じです。うつ状態になると、愛する人との信頼関係や愛情の絆を維持するための力が残らないという状態になってしまうのです。

夫あるいは恋人がうつ病であるという方にはこのことが実感としてお分かりになると思います。以前は感じられたはずの親密な気持ちが失われているように感じていることでしょう。あなたのために何かをしてくれることがなくなって、愛情を伝えてくれることもなくなって、大切にしてくれていると感じられない……そんなとき彼と一緒にいるのは本当につらいことです。しかも彼は自分のうつ病による心の痛みと苦しさをなんとかしようとして、近くにいる誰か、つまりあなたにその苦痛をぶつけてくることもあるのです。

会話がなくなる、話し合いができなくなる

人間関係のトラブルはうつ病の引き金となるものです。そしてうつ病になった男性はいつも以上に自分の苦しい気持ちや悲しい気持ちを言葉にすることができなくなります。自分が今どういう気持ちでいるのか分からないという人も多く、気持ちを語るよりは、ただ不機嫌になってイライラしたり、短気になって気難しくなったり、腹を立てたりというような態度を（特に身近な人に対して）とることが多くなります。こんなふうにされると、彼のことを助けてあげたいと思うのは難しいですよね。この悪循環が続くと、二人の関係には口論が絶えず、一緒にいても孤独感ばかり募るようになって、離婚という選択肢も出てきます。

家族関係や恋人同士の関係における危機というのは、かえってお互いの絆を深めることもありますが、その絆を完全に打ち砕くこともあります。彼があなたに怒りをぶつけ、「お前のせいだ」とあなたを責め、あるいはあなたに依存して、あなたにとって重い存在になっているのだとしたら、もともと彼に対して持っていた思いやりを維持することは難しいでしょうし、愛情の絆を感じることもできなくなるかもしれません。あなたが彼に対してどんなに心を開いて一生懸命に愛情を示そうとしても、がんばればがんばるほど彼の言動に傷つき、がんばり続けることがつらくなってしまうかもしれません。このように彼がうつ病になって、信頼関係や愛情の絆を認識しにくくなってしまうときに、あなた一人が関係を良いものにしようとがんばり続けることはかなりの負担となりますし、どんなにがんばってもうまくいくか分からない困難なものです。見捨てられたように感じるでしょうし、混乱して傷つきます。この先どうなってしまうのかと恐ろしくさえなるでしょう。また、自分ではなく彼が問題を抱えているのに、なぜ自分がこんな目に会わなくてはならないのかと、彼のことを重荷に感じ、腹が立つこともあるかもしれません。

興味や感情を示さず自分の殻に閉じこもるようになる、セックスに対して無関心になる

うつになった彼は、人とかかわることによって得られるはずの喜びや幸せにまったく興味を示さなくなり、自分の殻に閉じこもるようになります。とげとげしい態度をとるようになり、「嫌なや

つ」になってしまいます（うつ状態になると、もともと持っていたはずの魅力や生き生きとしたその人らしい持ち味が発揮されない状態になってしまいます）。そして「どうせみんな俺のことを嫌っている」と思い込み、閉じこもり、とげとげしい態度の「嫌なやつ」になってしまうことによって、結果的に自分が予想した通りになって嫌われてしまうという事態になることもあります。

言うまでもなく、セックスに対しては無関心になります。これまでのようにうまくできないことも多いでしょう。あるいは、それをなんとかしようとしてやけになってセックスを無理強いしてくることもあるかもしれません。こういった言動のために、結果的にあなたが彼から離れようとしたり、彼があなたから離れようとしたりすることもあるでしょう。うつ病によってこういったことが起こりうるのだと理解しておくことで、心の準備もできますし、彼と接するときもより良い態度を選択できるようになります。後の章では、彼のこのような言動に対してどうすればいいかを考えていきましょう。

まとめ

この章では、表に出るタイプの男性の「うつ病らしいうつ」について見てきました。男性は女性に比べて自分のうつ症状を認めにくいものですが、それでもパートナーであるあなたから見てうつ病かもしれないと考えられる言動はどのようなものかが分かったのではないかと思います。このように、男性のどのような言動がうつ病によるものかを理解することで、それが何なのかをきちんと理解することができますし、それによってよりうまく対応することができるようになります。次の章ではさらに深く男性のうつについて考えていきましょう。特に見分けづらい男性の隠れたうつ――どうやってそれに気づき、理解し、対処するか――について学んでいきましょう。

第2章 男性型うつ――うつ病らしくないうつの男性

第1章で「うつ病らしいうつ」について学びましたね。しかし、ほかにもぱっと見ただけではうつ病には見えない「男性型うつ」と呼ぶべきうつ病エピソードや行動パターンがあります。女性のうつではこのようにまったく違う2つのタイプのうつ病が存在することはないのですが、男性の場合はうつ病らしいうつとは異なるタイプがあるのです。「うつ病らしくないうつ」の男性は悲しい、つらいと訴えることはありません。その代わりにイライラすることが多く、ものすごく疲れると言います。自分の気持ちがよく分からず、うまく言葉にして表現できません。しかし同時に心が死んでいるような感じがしています。自分の中の何かがいつも欠けているような気持ちがして落ち着かず、いつも何かが気になってくよくよして、現状に決して満足することがありません。生命力がなくなったような状態で、頭痛、原因不明の痛み、不眠などの症状をよく訴えます。アルコールやドラッグ、ギャンブル、セックスへの耽溺などのほか、仕事に過度に打ち込み、危険で刺激的な行動をとり、なんとかこの状態を「自己治療」しようとします。心の中に目を向けるのではなく、行動化してしまいます。一緒にいる女性を最もつらい気持ちにさせてしまうのはこの行動化です。男性がうつになると、物事がうまくいかないのも不機嫌になるのも周りの人間のせいであると考え、「お前のせいだ」とその人を責めてしまうのです。

男性型うつとは何か？

うつになったとき女性は自分の気持ちについて考え、それについてなんとかしようとする傾向がありますが、男性は「行動化」する傾向があります。うつ気分になると、男性はよりしっかりと社会に適応しようとする（自分が無職であることに落ち込んでいれば、仕事を探しに行くなど）か、もしくはまったく適応的とはいえない行動をとる（自己嫌悪から逃れるためにけんかを売ったり、酔いつぶれたりするなど）という極端な行動に出ます。研究からも、女性がうつになったとき「なぜ自分がこんな気持ちになっているのかを考える」「今の気分の原因について分析しようとする」傾向があることが報告されています。[24] しかし、男性にはまったく違う行動パターンが現れます。自分の気持ちについて考えるのではなく、自分が楽しめそうな活動に取り組むか、嫌な気分から気を逸らす（「自分の気持ちについて考えないようにする」など）のです。もちろん多くの人々は（特に男性）は落ち込んでうつ気分になっていたとしても「うつ病って何のこと？　自分には関係ないよ」という態度をとります。

うつ病の研究者であるセリグマンは、「男性と女性が軽症うつ病を経験する割合はほぼ同じである。しかし、女性はその状態についてよくよく考え込み、うつを悪化させる傾向にある。一方男性は、何らかの行動をとったり、酒を飲んで憂さ晴らしをしたりすることによって気を紛らわし、その状態を解消しようとする」とまとめています[30]（87頁）。「気を紛らわす」というやり方は便利なものではありますが、嫌な気持ちに向き合わず避けるという男性的なパターンは、回避、否認、軽視、行動化という、不健康な防衛となってしまうことがあります。苦痛は確かにそこに存在しているのに、「存在しないもの」「何でもないもの」のように扱われ、必要な対処が行われないままになってしまうのです。

このように、男性はうつ病になってもそのことと向き合おうとしないので、治療者にとっても、彼と生活を共にする人にとっても、非常にやりにくいことになります。

長年にわたって存在していたにもかかわらず、やっと最近になって認識されるようになったこの男性型うつ症候群について、いろいろな研究が行われるようになりました。その中で男性型うつの特徴的なパターンがあげられています。[27][29] そのパターンは4つのグループに分けられます。①**自己否定**、②**敵意と他責**、③**大げさな行動**、④**逃げる、避ける**です。これらは互いに影響し合っていて、ある行動がほかの行動を引き起こしていることも忘れないでください。また、これらの言動は通常の「うつ病らしいうつ」の症状とも重なる部分があります（例えば、失望、悲観、自尊心の低下、睡眠と食欲の障害など）。しかし、多くの場合は、「うつ病らしいうつ」とは異なった形で①から④に属する行動パターンが現れます。それは症状というよりは、どんなに気を紛らわしても消え去らない、わけの分からないうつうつとした気分を追い払うための絶望的な試みなのです。

パターン①　自己否定

男性型うつの男性は、自分に対して耐え難いほどの不満を感じています。これが男性型うつの特徴のひとつです。以下のようなパターンがあります。

自分について厳しく批判する

適度な自己批判は成長のために必要なものですが、それが過度に厳しいものとなると判断力や自己認知がゆがんでしまいます。

ポールが私のオフィスにカウンセリングを求めて来たのは、妻のセリーヌと結婚して20年目でした。ポールはセリーヌより15歳年上で64歳、セリーヌは49歳です。彼らは何年にもわたって口論し合い、お互いが相手との間に距離を感じて日々苦しんでいました。ポールは有能な弁護士として働いていたのですが、数年前の軽い脳卒中の発作をきっかけにかなり仕事量を減らさなくてはなりませんでした。これまでもポールは不機嫌なことも多く、自信満々とは言いがたかったのですが、脳卒中の発作が起こって生活スタイルの変化を強いられ、将来に対して強い不安を感じるようになりました。

一方、妻のセリーヌはエネルギッシュかつ感情豊かな生き生きとした女性です。彼女が見ているそばで夫の気分はどんどん沈み、元気がなくなっていきました。ポールはくよくよと「もう前ほど稼げない。父としても夫としても家族を守れないのではないか」と何度も悩み、無謀なビジネス投資をし、過剰出費が目立つようになりました。それに対してセリーヌは我慢することもあれば、激怒してしまうこともありました。セリーヌが気をつけた方がいいと忠告していたにもかかわらず、2年前ポールは無責任で自己中心的なパートナーと組んで投資を行い、それが悲惨な結果となりました。このことから、セリーヌはもう夫のことは信頼できないと思うようになり二人の関係はさらに悪化しました。

ポールが自分の殻に閉じこもるようになり、自己嫌悪と自己否定するばかりで何もできなくなると、セリーヌはより感情的になって、「ちゃんと話し合ってほしい。ちゃんと私と向き合ってほしい。もっと普通にして！」とポールに向かって怒鳴りました。セリーヌは自分でも自分がどんどんおかしくなってきたと感じていました。

落ち込んでいる自分を情けなく思う

多くの男性は、どんなに強い苦痛があるときでも、うまくできないことで自分を責めます。それに加えて、「自分はうつ病かもしれない」と考えると、自分はよりいっそう情けなく駄目な人間であると感じるのです。

先述したポールとセリーヌのカウンセリングは数カ月たっても特に進展がありませんでした。ある回では、ポールは「俺は絶対にうつ病なんかじゃないし、何も心配させるような行動はとっていない」と言い張ります。カウンセラーか妻のどちらかが、「うつ」という言葉を使おうものなら、彼は態度を硬直させてしまいます。「俺のことは放っておいてくれればいいんだ。そうすれば何もかもうまくいくんだ」と言い張りますが、そうでないことは明らかでした。「うつという病気のせいで○○ができなくなっている」「うつ病で苦しんでいる」「うつという疾患によって、エネルギーが弱まっている」など、どのように表現しようと、彼の中にある自分の「男らしさ」のイメージが崩れてしまうようなのです。セリーヌは彼に「お願いだから受け入れてほしい」と頼んだり、辛抱強く待ったり、怒ったりしていました。

ある日セリーヌは私に電話をかけてきて、泣きながら「ポールが離婚したいって言って、理由も言わないで荷物をまとめて家を出て行ったんです！　私にはもう何も話そうとしてくれないんです」と訴えました。２〜３日後、ポールはセリーヌに「俺から君を解放してやりたいんだ。俺みたいな駄目な人間はどうせすぐに車椅子でよだれをたらすことになる。君は俺から自由になって、自分の人生を楽しんだ方がいい」と伝えてきました。

ポールは、夫として自分がまったく頼りにならない駄目な存在であるとして、自分を情けなく感じていたのです。自分は人生の負け組だと思い込み、落ち込みながらも、そのことを妻に相談することができませんでした。その気持ちが何なのか自分でも理解できず、「今だけ一時的にこうなんだ。今の状況のせいでこうなっているんだ」と考えることもできず、「俺が駄目な存在だからなんだ。俺は何もできない人間なんだ」と考えるようになってしまったのです。そして、ただ逃げ出すことしかできなかったのです。カウンセラーが「あなたの今の状態はうつ病という疾患によるものだ。今の状態は抗うつ薬によってかなり良くなる可能性がある」と伝えたとき、彼はその言葉を一蹴し、二度とカウンセリングルームに戻りませんでした。

罪悪感

自分を情けなく感じるという〈恥〉に基づいたうつの原因が、実際の言動ではなく、無意識の罪悪感である場合があります。「想像上の罪（imaginary crimes）」について論じた支配―統制理論（control-mastery theory）によれば、「自分は家族の心を傷つけ、失望させるという罪を犯している。もしくはこれからその罪を犯す」と感じている子どもが多くいるとされています。[10][37] このように家族に対して罪を犯したと感じることで、子どもは自分のことを「恥だ」「家族に申し訳ない存在だ」と感じるようになってしまいます。このような恥の意識が良い方向に向かうことはありません。激しい怒りとなったり、自責の気持ちを周りの人に投影して責めたり、うつ病や自暴自棄な行動につながったり、防衛的な態度をとったり……。

私のところにカウンセリングを受けにきたディオンには過去のトラウマがありました。「想像上の罪」について次のように話してくれました。

「私が小さいとき、母はガンで亡くなりました。私はなんとか母を助けようとしてものすごい努力をしました。４年間、母が闘病を続ける間、私はがんばり続けたのです。でも助けられませんでした。そのためか、今も私は常に『自分にとって大切な女性を助けてあげなくてはいけない』と強く思い込んでいるのです。傷ついて助けを必要としている女性とばかり付き合って、なんとか治してあげようとがんばってしまうのです。その一方で、その女性が治らないことにものすごく腹が立ちます。『なんでよくならないんだ』とキレて怒りをぶつけてしまうんです。そして付き合った女性に必ず、『あなたはいつも不機嫌で、不幸な顔をして、何かにつけて不満を言う』と言われました。本当にその通りなんです……」

ここでディオンが述べたような「母親を助けることができなかった」という罪は、完全に想像上の罪です。この話を聞いた人は誰もが母親がガンで亡くなったのは彼のせいではないと言うでしょう。ディオンの「自分は母親を助けられなかった。自分が悪いんだ。自分のせいで母親は死んだ」という罪悪感と挫折感は、一生ぬぐいきれないものとなって、誰かと付き合うたびに常に現れるようになってしまったのです。

パターン②　敵意と他責

このような男性の「隠されたうつ・隠れたうつ」が、誰にも気づかれないまま進行すると、周りの人たちを責めてトラブルになることがあります。うつ病は男らしくないイメージのものであり、彼らにとって脅威となるので、何があっても自分がうつ病かもしれないとは思いません。そう考えないようにそう見られないように全力で振る舞うのです。そしてこれが周りの人とのトラブルにつながってしまいます。

父親として、男としての自分の意見が尊重されないことに過敏になる

この複雑なシステムの例として、私のクライエントのスチュアートの話をしましょう。彼は子どもとの関係に悩み、家族でカウンセリングを受けにきました。40代後半、うつ病の既往があり、数年間抗うつ薬のプロザックを服用していたことがあります。ベトナム戦争で片脚を失い、いくつもの退役軍人病院やクリニックで義足をつくりましたがうまくいきませんでした。小さな会社の管理部に勤務していますが、なかなか昇進できずにいました。うつ病のエピソード中は「何をやっても駄目だ」という絶望感や無力感がかなり強かったのですが、普段はそれを見せないように積極的に大胆に振る舞っていました。

ある回のカウンセリングで、前の週に起こった出来事を家族で話し合いました。スチュアートが仕事から帰ってくると、娘のカレンがかなり激しく泣いていて、「友達だと思っていた人が、パーティで私がいやらしいことしていたって嘘をみんなに広めた」と言うのです。スチュアートは、耐えがたい苦痛から娘を守るという「良い父親」の役割として、すばやい決断を下しました。「その

友達の母親に電話して、カレンに謝るように伝えなさい。それから、ほかの子たちにも〈あの話は嘘だった〉とその子自身の口から言わせなきゃいかん」と。するとカレンは近所中に聞こえるような大声で「やめてぇぇぇぇーーーーーーー」と叫びました。

妻がスチュアートに「それはあんまり良い方法とはいえないかもしれない」ということをやんわりと伝えると、彼は「なんで父親の言うことに従わないんだ！　俺のことを父親として尊敬し、家族の一員として大切に思っているなら、俺の言うことを聞けるはずだ！　それができないなら、俺は出て行く！」と激怒しました。そして妻も子どももあぜんとして何も言えずにいると、スチュアートは荷造りをして家を出て行きました。彼はホテルに一晩泊まり、翌朝帰って来ました。そのときには「俺はなんてばかなことをしたんだろう。あんなに怒る必要なかったのに……」という気分でした。

カウンセリングの中でスチュアートはかんしゃくの原因について振り返ることができました。「家族の問題は俺が解決しなくてはならないと思い込んでいて、なのに、もう誰も俺の言うことを聞かないのかって思ったら、自分は家族に必要とされていないんじゃないか、父親として尊敬されていないんじゃないかと感じたんです。自分がとても無力な感じがしたというか……。忘れていたんですよ。これが家族みんなの問題だってことを。家族みんなが悲しい気持ちになっていたのに力を合わせてなんとかしなきゃいけなかったのに」。

スチュアートはそれまで、「無力感を感じてつらい」ということを自覚できず、そのためどうしていいか分からず、ただ〈威張る〉ことでその嫌な感じをなんとかしようとしてきました。このように隠れたうつがある場合、家族を大切にしようと努力する思いやりのある男性でも、うまく自分の言動をコントロールできなくなるのです。自分ではどうしようもない感情にとらわれ、男性として耐え難い「絶望感と無力感」に苛まれ、そのために「こうすべきだ！」という解決策を周りに押し付け、周りがそれに従わないと我慢できずに暴力的になってしまうのです。自分の出した解決策が重要視されなかったときや、自分が役に立てなかった場合も同様に怒りを感じてしまいます。

テレンス・リアルは著書の中で以下のように述べています。「無力で落ち込んだ〈ひとつ下〉のポジションではなく、理想化され、誇大化された〈ひとつ上〉のポジションに自分を持って行こうとする男性の行動パターンは、現代において非常によくみられるものであり、かなり根深い力を持つものだ(29)」（68頁）。

リックは優秀なビジネスマンとして仕事では成功を収めていましたが、自分の人生に対して不満だらけで、常に不安を感じていました。彼が妻と共に妻の実家を訪ねるときはいつも妻の両親からばかにされていると感じており、そのためその日も（いつもと同じように）自分をよく見せて、なんとか妻の両親を感心させようと必死になっていました。自分の知り合いの有名人の名前を次々に挙げたり、「こんなに仕事がうまくいったんだ」「こんなすごいことを俺はやったんだ」という話を延々と繰り返したり、頼まれてもいないのに「こういうふうにやれば儲かる」とアドバイスをしたり……。妻は彼の言動がだんだん怖くなってきて、「あなた、変になったみたい。ああいうおかしな行動はやめて」と彼に言いました。つまり、妻の両親の前で彼は抑うつ的な視点から自分をとらえ、自分に自信が持てず、必死に尊敬を得ようとして極端なやり方をしていたのです。

強い敵意――攻撃は最大の防御なり

このような隠れうつタイプの男性は特に「もっとひどくなるのではないか」という恐怖を強く感じています。それは無意識のことが多いのですが、彼らは「これ以上の苦痛や嫌な気分に自分は耐えられないのではないか」とある程度は自分で感じているのです。つまり、彼が生き残れるかどうかは、この〈自信を失わせ、将来の希望を奪うもの〉をどれだけ遠ざけておけるかどうかにかかっています。攻撃は最大の防御なり……。うつになりそうな状況を見つけ、その中に危険を感じ取ったらすぐさま攻撃に出る。これが隠れうつ男性にとって最善であると感じられる作戦なのです。

私のクライエントのアントニオは、長い結婚生活の間ずっとアルコール依存の状態でした。最近、妻がアントニオの浮気に気づき、離婚寸前まで行きましたが、妻はアントニオに「これまでのあなたの長年にわたるうつ病、アルコール依存、浮気について反省し、責任を持って改善するために努力してくれるんだったら、離婚を考え直してもいい」と告げたのです。「自分は何ということをしてしまったんだ。もしここで自分をなんとかしなければ、長年連れ添った妻を失い、孤独死するはめになる……」とアントニオの気分はどん底まで落ち込みました。

しかし、ここで彼は「どんなに努力してもうまくいかない。自分は駄目なんだ。自分のせいだ」と感じたくなくて、隠れうつの男性がよくするようにすべてを「妻のせいだ」としたのです。妻が「こういうのはもう嫌。あなたが変わらないと本当につらい」と言って不安になったり、怒ったりするたびに、彼は「今そんなこと言うなんてどうかしている」「そんな言い方をするから、変える気がなくなるんだ」「何度も何度も同じことを言うからこうなるんだ。お前のせいだ」と反撃し、妻が「自分が悪いのではないか」と感じるように仕向けたのです。なぜ彼はこんなことをするのでしょう？　「妻が苦痛を感じている……ということは、俺はやはり駄目な人間で、何をやってももう取り返しがつかないんだ」というように、妻の悲しみや怒りが彼のうつを刺激したからです。そして、そのうつによって彼は自分を変えようと努力する代わりに、妻を非難し攻撃したのです。強くて勇敢なこの男性も、自分のうつ病を恐れており、そのため自分のうつの被害者である妻を攻撃することによって、うつ病から逃れようとしてしまったのです。

傷ついたとき、攻撃してしまう

隠れうつの男性は、妻や恋人にいきなり理由もなくけんかをふっかけることがあります。理由もなく……と見えるのですが、実は後から状況をよく分析してみると、それは彼が傷ついたとき、不安を感じたときである場合が多いのです。

映画『グッド・ウィル・ハンティング／旅立ち』の中で、主人公の青年ウィルは虐待された過去を引きずっており、「傷物」であることが誰かにいつかばれるのではないかと恐れていました。あるとき、彼は生まれて初めて強く惹かれる女性に出会います。そして彼女に対して心を開き、彼女のことを信頼し始めます。しかし、彼女が「一緒にカリフォルニアに行って、二人で暮らそう」と誘うと、彼は彼女から距離を置いて心を閉ざし、彼女に向かって怒りをぶつけたのです。

「自分には大きな欠陥がある。何をやっても駄目な人間だ。きっと彼女はそのうちそれに気づいて嫌になり、自分を見捨てるに違いない」という恐怖感から、彼は彼女を傷つけ攻撃してしまうのです。最後には、うつの男性が愛する女性を攻撃してしまうときの究極の一撃「君のことなんて愛していない」とまで言ってしまうのです。ウィルには表面上まったくうつ病らしい症状がありません。しかしこのように、傷ついたときや不安になったとき攻撃的になるというパターンは、男性型うつの典型的なものです。

疑いと不信

この隠れうつ男性の他責と敵意は、周りの人をむやみに疑い信頼しないという行動となっても現れます。隠れたうつにとらわれたままの男性は、不安になりやすく、ささいなことでも攻撃されたと感じやすくなっています。そういうとき自分でなぜそう感じたのかを考えたり相手と話し合ったりすればいいのですが、隠れうつの男性はそれができず、そのかわりに相手を攻撃し、責め、復讐してしまうのです。例えば、シェイクスピアのオセロは不安で傷つきやすく、妻のデスデモーナがいつか自分を裏切るのではないかと常に脅えていました。そして妻のすることすべてについて（妻のハンカチがなぜかなくなっていることや、浮気しているかのように感じられる会話）、どんどん妻に対する疑いを深めていきました。自分の考え過ぎではないかとは決して考えませんでした。妻を絶対に許せないと思ったのです。「自分はきっと拒絶され、裏切られる」という強い恐怖が、彼の心に妄想を生んだのです。それは「今以上傷つけられることのないように、絶望に突き落とされることのないように心の準備をしておかなくてはならない」という抑うつ思考によるものだったのです。

うつの男性が防衛的になってこのような行動パターンを続けていると、ほかの対人行動のパターンと同様に、その言動自体が自己成就予言（何度も考え、口にしていると、実際にその通りになるという予言）となって、結果的に本当に拒絶され裏切られることになります。しかしこの疑いと不信がどこから来たかに気づくことが何よりも大切です。なぜなら、こういうパターンがあることに気づき、その結果がどうなっているのかを理解すれば、それを変えることが可能になるからです。

あなたがこのパターンを理解することによって、彼の変化をサポートするための良い方法を見つけることができるでしょう。

パターン③　男らしく見せるための大げさな行動

男性の隠れたうつ病は、ほんのわずかしか意識されないにもかかわらず、本人にとっては「男らしさ」を傷つけ損なう脅威として感じられます。そのため、無意識に大げさに男らしく見せるような行動をとるようになります。「俺はうつ病なんかじゃない！　弱い男なんかじゃない！　傷ついたりしない強い男なんだ！　虚勢を張っているわけでもないんだ！」と自分にもまわりにも常に証明しなくてはならないという印象を受けます。必死で男らしく振る舞い、うつ病かもしれないとの懸念を一蹴しようとしているかのようです。「見ろよ！　うつ病の男はこんなことできないだろう？」と一生懸命まわりに伝えようとしているのです。

男性も女性も、危険を犯して冒険をして、新しいことにチャレンジして刺激を求め、人生をワクワクする面白いものにしたいと願うものですが、隠れたうつの男性のケースでは、ショック療法でうつ病が治るのではないかと期待して、よりいっそう刺激を求め、必死になって無謀な行動をとることがあります。退屈な時間、空白の時間があれば落ち込んだ気分を自覚してしまうのではないかと恐れ、どんよりした気分や空虚な気分、心が死んだような状態を感じることを避けようとしているのです。自暴自棄ともいえるような刺激を求め、それが電気ショック療法のようなものにならないかという虚しい期待を持ち続けているのです。

物質乱用（アルコールや薬物の乱用）

ショック療法を求めるあまり物質乱用に走る男性もいます。うつ病男性はお酒を飲み過ぎる傾向にあるのですが、さらにコカイン、クリスタルメス、リタリンといった精神刺激薬に特に惹かれます。自己治療しようとしてこのような薬物に依存してしまうのですが、不幸なことにそれが効果的な役割を持ってしまいます。不快気分が和らぎ、「このドラッグをやれば気分が良くなるんだ」と学習し、ドラッグ乱用という行動が強化され、依存が形成されてしまうのです。長期間使用するとかなりの危険があるにもかかわらず。慢性疼痛を薬でコントロールするのと同じ感覚で、彼はうつでつらくなるあまり、「これだけひどいうつ気分だったらそれを良くするために何を使ってもいいんじゃないか」と自分自身に言い聞かせながら、ドラッグやアルコールを乱用しようとするかもしれません。

怒り中毒

近年の脳科学研究から、他者を責め、腹を立て、怒りを爆発させるという行動パターンにかかわるシステムが見つかっています。つまり、怒りが実際に脳と身体にエネルギーを与えている可能性があるのです。怒りによって、心理的な変化だけでなく神経化学物質の変化が起こり、自分が「より強くなった」と感じることができるのです。つまり、心理的な苦痛、自信喪失、うつの状態にある男性にとっては「怒り」は魔法の薬のようなものなのです。

まず、脳は怒りを感じると、ノルエピネフリンを分泌します。ノルエピネフリンは鎮痛剤のような作用を及ぼし、痛みを和らげます。さらに、脳はアンフェタミンに似たホルモンであるエピネフリンを分泌して、より強力な脳内カクテルをつくります。それによって、体中にエネルギーがみなぎるように感じられます。多くの人が突然の激しい怒りとともに感じるというアドレナリンラッシュはこうして起こるのです。

怒りを爆発させ、かんしゃくを起こしがちな人は、脳内の神経系が低刺激状態（understimulated nervous system）[11]になっています。つまり、脳がこのような状態であるとき、怒りを爆発させることで実際に脳が刺激を受け、その結果、麻薬が注射されたかのように、脳が活動的になって普通の機能を発揮できるようになるのです。あなたのパートナーは、まるでけんか相手を探しに行くかのようなときがありませんか？　居酒屋に出かけていったり飲み会に行ったりすると必ず誰かとけんかをして帰ってくるという男性もいます。イライラ、ムカムカした状態で帰宅する男性もいます。あなたの姿や子どもの姿を見たとたん、ハイド氏（二重人格の男性が主人公の小説『ジキルとハイド』のハイド氏。暴力的でけんか腰）になってしまうのではないでしょうか。彼は自分に怒りのエネルギーを注入してくれるようなものを必死に探し求めています。そういったものは探せばどこにでもあるものです。キレるための口実になりそうなものを見つけては、いそいそと怒りを爆発させるのです。彼は怒り中毒なのです。なぜなら、怒りはうつを忘れさせて元気にしてくれるからです（あくまで一時的に）。怒りは彼にとって覚せい剤のようなものです。彼にとって怒りは常に正当化され、誰かのせいで怒らずにはいられないのだと感じていることでしょう。

セックスへの依存

セックスも怒りと同じような効果を持つものです。隠れたうつがその欲求の源になっているかもしれません。例えば、私のオフィスに相談に来たジョージは「浮気をせずにはいられない」という強迫的な思いがあると言いました。奥さんのアンドレアとは5年前に結婚したのですが、2年前からジョージが職場の女性との浮気にのめり込んでいるために、奥さんとの関係が悪くなりました。

「彼女との関係はかなり激しいものでした。すきを見ては彼女に会おうとしていました。朝早く起きて妻に『スポーツジムに行く』と言い、浮気相手とこっそり会って急いでセックスをします。ついには浮気相手もそんな私に嫌気がさしたようでした。彼女は私がうつから気をそらすために彼女を利用していることに気づいていました。『まるであなたの気分が良くなるかどうかが私の責任みたい。それって重過ぎる』と言われたんです」

つまり、ジョージはうつをきちんと治療するのではなく、浮気相手とのセックスを利用して自分のうつを忘れようとしていたのです。浮気相手に振られ、妻に浮気がばれてから数カ月後、彼は突然次のことに気づきました。

「私は何年もずっとうつだったんです。うつになったり、少し良くなったりを繰り返していました。うつであることに向き合いたくなくて、他人やセックスを利用していたんです。そもそも結婚したのもそのせいだと思います。うつから気をそらしてくれるような刺激を求めていたんです。でもだんだん結婚生活に飽きてきて、刺激も興奮も感じられなくなって、何か別のものが必要になったんだと思います」

活動的で、危険なことをしたがって、怒ってばかりで、性欲の強い男性がうつであるとは、まず分かりません。しかし彼らはうつなのです。彼らがそれに気づいて、自分のうつに向き合うようになると、浮気相手への熱く激しい気持ちが急に冷めて現実が見えるようになるのです。

パターン④　逃げる、避ける

あなたのパートナーがこれまでと違うおかしな行動をとったり、自分の殻に閉じこもったり、いきなりおかしな決断をして「自分は誰の力も借りる必要のない強い男だ」ということを証明しようとしているとき、つまり彼が男性型うつ病であるとき、彼は明らかに「嫌な気分から逃げる／嫌な気分と向き合うのを避ける」行動パターンにはまっていることがあなたにも分かるでしょう。

もちろん嫌な気分から逃げることは悪いことではありません。生きるために必要なスキルであるともいえるでしょう。あなたのパートナーがうつになって、不安、疎外感を感じ、無気力になって何に対してもやる気が持てず、何をやってもうまくいかないと思うようになっているとき、彼も心のどこかでは「何かがおかしい」と感じているはずです。しかし彼はそれを自覚できません。それが何なのか分からなければ、自分がどういう気持ちなのかも話せません。ですから、そういう自分の状態にうまく対処することもできないのです。この嫌な気分が消え去るまでじっと我慢して耐えるということさえできません。そのため、逃げる／避けるという不健康なやり方が定着します。彼の行動にはそういう行動パターンがはっきりと見えてきます。嫌な状況を必死でより分けて、それを巧妙に避けられるような生活スタイルをつくり上げるのです。心理学的にみればこの行動パターンはとても分かりやすいものです。「自分は駄目だ」という気持ちになりたいと思う人はいません。ただ、そのやり方を無理に貫こうとするために生活そのものがうまく立ち行かなくなってしまう場合には、それが問題となってしまいます。

防衛的回避（自分を守るために、逃げようとする）

中には大切なものを失って苦しんだり傷ついたりするような状況を非常にうまく（無意識のことが多いのですが）避けようとする男性もいます。ウィル・ハンティング（映画『グッド・ウィル・ハンティング／旅立ち』の主人公の青年）はそういう生き方を慎重かつ巧妙につくり上げていました。先述の通り、彼を愛する素晴らしい女性が一緒にカリフォルニアに行こうと彼を誘ったとき、彼はそれを拒絶しました。この重度の（隠れた）うつの青年は、虚勢を張って、自分の殻に閉じこもって、ひたすらうつを隠し、彼女と激しい言い争いをして、怒鳴り、彼女を責めます。自分との付き合いは、彼女が自分の社会階級によりふさわしい立派な男性と出会うまでのつなぎであり遊びだったのだろうと彼女をなじります。映画を見ている私たちには、彼がばかなことをしているということが明らかに分かります。ある意味では、その行動はまったくばかげていますよね。と言うのも、彼自身が心の底から求めているものを自分で手放そうとしているからです。そしてその理由は、心から信じた相手に裏切られたらもう二度と立ち直れないのではないかという恐怖からなのです。

悲しみ恐怖症

ウィル・ハンティングのハンデとなっていたのは恐怖です。自分の中にあるあまりにも強く深い悲しみと苦痛を自覚し、名付け、受け入れ、表現することを彼は恐れていたのです。自分が失ったものや自分が苦しんできたことについて悲しむことができないのです。だから、男らしく、弱音を吐かず、タフな外見を装い、誰にも心の内を見せないように振る舞います。こういった行動はすべて、自分がどれだけ傷ついているかということから目をそむけるためです。もしそれを受け入れることができたならば、男性型うつ病は緩和され、誰かと心を通い合わせて信頼し愛し合うという可能性が見えてくるはずです。

逃避行動

多くのうつ病男性は、嫌な気持ちを感じるような状況から必死で逃げ出そうとします。一番多いやり方は、自分の気持ちから目をそらすというものです。あるいは、テレンス・リアルがその著書『男はプライドの生きものだから』で述べているように「それについては話したくない」症候群[(29)]になります。こうなってしまうこともたまにはあるでしょう。しかしほとんど毎日のようにそういう状態であるならば、うつや不安が隠れているというサインです。そして、彼がその隠れたうつや不安のためにこういうやり方を続けていくとしたら、あなたと彼の関係は悪くなってしまいます。

ミカイルの結婚はまさにそういう状態でした。妻が彼と何かを話し合おうとするたび、それが彼にとって居心地悪いものであると感じられるときは必ず、ミカイルはそれを無視して自分の殻に閉じこもっていました。ミカイルはなぜ自分がそんな行動をとってしまうのか分からずいろいろ考えているうちに小さいころの父親とのやりとりを思い出しました。

「父の書斎に呼ばれたときのことをはっきりと覚えています。いつもタバコの煙がたちこめていました。父は深緑色の大きな椅子に座って、私は必ず茶色の椅子に背筋をまっすぐに伸ばして座らされました。そして父は私を厳しく叱りつけ、説教し、非難しました。長い長い時間をかけて。私には何時間にも感じられました。私はただ自分の感情にふたをしていました。学校の教師が同じように説教モードになったときもそうしました。まるで外から入る言葉をシャットアウトする壁を作り出すかのように。それと同じことが妻のロージーとの間にも起こりました。そのせいで彼女は傷つき、二人の関係はどんどん悪くなるばかりだったのです」

男性がうつから逃げ出すための方法は心のふたを閉じるだけではありません。働き過ぎ、飲酒、ネットサーフィン、浮気、不倫といったあらゆる行動がうつから逃げるための行動となります。例えば私のクライエントのレーンは、妻との関係の中で自分がどれだけ負け犬のような気持ちになるかを語ってくれました。

「妻のキャラは、私がいつも彼女を拒絶し、侮辱すると言い、もううんざりだと言います。私が彼女のために何もせず、『してもらうばっかり』だと言うのです。でも、私にどうしろって言うんですか？　仕事だってきちんとしているし、酒を飲み過ぎるわけでもない。ただぼーっとインターネットをするくらいなんです。何も考えずに時間が経ってほしいんです。何をしたらいいか分からないし。だから何もしないんです。何ひとつまともにできないんです」

自分の心を守ろうとする自己防衛の欲求は心理学的には正しいものでもあるといえますが、それが本人の心を蝕み、その結果パートナーとの関係までも壊してしまうのです。

★エクササイズ――あなたのパートナーは隠れうつ？

以下の質問紙は、あなたのパートナーが男性型うつ病かどうかを評価するためのものです（表2）。右の欄には点数を記入してください。質問項目に対して、「まったく問題ない」ときは0点、「少し当てはまる」ときは1点、「大いに当てはまる」ときは2点を記入します。

第1章の質問紙の項目と重なるものもいくつかあります。男性のうつ病の2つのタイプは完全に異なるものではありません。この2つのタイプは、行動としての現れ方が異なってはいますが、うつ病の基本的特徴はある程度共通しているのです。

もちろんこれは正確に診断するための医学的な検査ではありません。ですから、何点以上だったら絶対に男性型うつ病であるということはいえません。ですが、この質問紙に答えることによって、彼の隠れたうつ症状を理解するための目安が得られるでしょう。彼が隠れうつかもしれないと思えれば、それに対して援助の手を差し伸べることができます。それが無理でも、少なくともあなた自身が今どういう状態にあるのかを自覚することができ、それによって前よりもうまく対処することができるはずです。合計得点が10点以上の場合は男性型うつ病の可能性があります。20点以上の場合はまさに危険信号と考えるべきです。忘れないでいただきたいのですが、この質問紙はうつ病のひとつのタイプ、つまり男性型うつ病、隠れたうつ病のみをチェックするものです。通常のタイプのうつ病は第1章で扱っています。

まとめ

男性型うつ病では、通常のうつ病とは一致しないタイプのものがあります。この章ではこのタイプに見られる4つの行動パターンを見てきました。自己否定、敵意と他責、大げさな行動、逃げる/避けるというものです。これらの行動パターンはすべて、多くの男性が自分の心の中のことをよく分からずにいることと、うつ病になったというネガティブなイメージをどうしていいか分からないことから生まれるものです。隠れたうつ病のサインについて理解すればするほど、それに対してどのように接すればいいかが分かるはずです。

表2　隠れうつチェックリスト

あなたのパートナーは隠れうつ？	点数 (0, 1, 2)
自己否定	
1. 彼はかなり厳しい自己批判をしますか？	
2. 彼は恥をかいたり情けない思いをしたりするかもしれないという可能性に対して過敏になっていますか？	
3. 彼は自分の感情をうまく言葉で表現できませんか？	
4. 彼は自分が失敗したと思われるような状況を避けていますか？	
敵意と他責	
5. 彼は自分の不機嫌を他人のせいにしますか？	
6. 彼は尊敬されるような行動をしてもいないのに，自分を尊敬しろと要求しますか？	
7. 彼はあなたさえ行動を改めればすべてうまくいくと考えていますか？	
8. 彼は疑い深く，用心深いですか？	
9. 彼は怒りを爆発させることが多いですか？	
誇大行動（大げさな行動）	
10. 彼は，しきりにセックスを求めますか？	
11. 彼は今（あるいは過去に）浮気をしていますか？	
12. 彼は嫌な気分をなんとかしようとして，薬物乱用，アルコールの飲み過ぎ，テレビやゲームへの依存，インターネット中毒となっていますか？	
13. 彼は大きな危険を伴う行動（スピード違反，危険を伴う浮気，無謀な起業など）をしますか？	
14. 彼はワーカホリック（働き過ぎ）ですか？	
15. 彼は時間や順序を強迫的に守ろうとしますか？	
16. 彼は完ぺき主義ですか？	
避ける，逃げる行動	
17. 彼は大切なものを失ったり，失望したときに，悲しむことができないでしょうか？	
18. 彼は「それについては話したくない」症候群になっていますか？　自分は価値がない駄目な人間だと言いますか？　将来についてひどく悲観していますか？	
19. 彼はあなたの話を聞いても気分が悪くなるだけだと言って，あなたの話を聞くのを避けようとしますか？　自分がどれだけ努力しても何もうまくいかないと言いますか？	
20. 彼はすべてうまくいっている，大丈夫だと言い張りますか？　たとえ明らかにそうは見えないときでもそう言うことがありますか？	
合計点数	

◇❖ 第3章 うつ状態の男性の心を開くためのコツ

うつになった男性は、うつになったということだけでも、さらにあらゆる症状によっても自分を情けなく思い、「自分はどこも悪くない。別に落ち込んでもいない。つらくもない」と思い込もうとします。自分の男らしさにプライドを持っている人にとって、うつ症状に合併しやすい心因性インポテンツ（勃起障害）という症状は耐え難いものです。「このインポ野郎」などという言葉は男性を最もばかにした言葉だといえるくらいです。

ですから、あなたのそばにいる男性にとってはうつになったことを認めて受け入れることはかなり難しいものです。これには2つの大きな理由があります。まず第1に、男性はあまり自分自身の気持ちを理解していません。そして第2に、男性は「弱さ」としてとらえられる可能性のあるものは受け入れることができないのです。うつはまさにこの「弱さ」に直結してしまう言葉なのです。

第3章では、まず男性のこういった傾向を理解していきましょう。それを踏まえて、彼が拒絶しないような言い方で彼の本当の気持ちや症状をうまく聞きだし、心の通い合った会話をするための方法を学んでいきましょう。

自分の気持ちがよく分からない彼

「疲れてるだけだって」という言葉は、私のカウンセリングを受けにきていたカルロが妻に「どうしたの？　なんか変じゃない？」と尋ねられたときのいつもの返事でした。彼はこれと同じ返事をもう何百回もしてきました。妻が彼に「ねえ、気分が悪いの？」「どうしてずっと黙り込んだままなの？」「そんなに飲み過ぎるなんて、何か心配事でもあるの？」と聞いてきたときもこう答えていました。さらに「浮気しているんじゃないの？　ちゃんと話し合ってほしい」と言われたときも「疲れている」と答えてきたのです。

言葉にできない感情

ギリシャ語の lexis とは「言葉」、そして thymus とは「感情」を意味します。これに「not」や

「without」を意味するａを前につけて、精神医学用語の「alexithymiaアレキシサイミア（失感情症）」という言葉がつくられました。アレキシサイミアとは、文字通り、自分の感じている気持ちを認識したり言葉にすることができないという症状を指します。アレキシサイミアの人はほかの人々とまったく異なった言動が多く、まるで別の惑星の住人のように感じられるかもしれません。

レヴァント[17]は、この社会でよくみられる男性の特徴をとらえて標準男性型アレキシサイミア（normative male alexithymia）と表現しました。もちろん、精神疾患としてのアレキシサイミアの診断基準には達していませんが、男性が女性との関係においてよくみられる「症状」をうまく表しています。特に自分の心の状態を把握することが困難な、軽度のうつ症状のある男性、そして時には重度のうつ病の男性においても、この「症状」はよくみられます。

特に男性型うつの人は自分がどのような状態であるのか、自分と相手の関係はうまくいっているかということを認識するとき、自分の気持ちや感情ではなく、自分がその状況をどのように理解し、分析し、判断するかということを中心にして考えます。このように、自分の状態を理論的に把握していても、自分自身の気持ちにはまったく気づいていないという大きなギャップがあるので、自分の中のもやもやした複雑な気分を解決しようとするときも、一番簡単で効果的な方法を使うことができないのです。つまり、男性は自分が今どんな気持ちでいるのかということを自覚して誰かに話すということができないのです。これは情緒的知性（心のＩＱ）といわれるもので、たいていは女性の方が男性よりも発達しています。ですから、彼がなかなか本当の気持ちを伝えてくれないと感じたり、彼の気持ちが分からないと思っているならば、それは彼の「気持ちを自覚して話す」というスキルが未熟だからなのかもしれません。彼にとってあなたがどんな気持ちでいるのか察することはかなり難しく、「自分はこんな気持ちなんだ」と、あなたと同じような言葉を使って自分自身について伝えることが苦手だということなのです。決して嘘をつこうと思っているわけでもないし、隠しているわけでもないのです。彼はとにかく、「本当の気持ちを教えて」「どんな気持ちなの?」「つらいの?」と聞かれても、何をどう答えればいいのかよく分からないでいるのです。

標準男性型アレキシサイミアの人はまったく何も感じていないというわけではありません。どちらかというと、つらい気持ちやストレスを感じてはいるのですが、そのせいで自分がイライラしているとか眠れないといった不都合が生じているとは考えられないのです。感情と症状のつながりがよく分からないというのがこの標準男性型アレキシサイミアの問題点なのです。自分がそのとき持っている感情が何なのか分かりませんし、それを言葉にすることも困難です。そのため、「つらい」「むなしい」「不安だ」「悲観的になっているみたいだ」ということも自分でよく分からずにいるのです。

このような男性は「うつ病」の症状である心理状態についても特に鈍感になっているので、自分の状態が「うつ病」であることをまず理解できません。ましてや「心身の疲労がたまり過ぎて、脳の過労状態なんだな」というようにソフトにラベル付けをして理解することもできずにいるのです。彼にできるのは、「ちょっと疲れてるんだろう」「あいつがムカつくからだ」と理由づけることぐらいなのです。

「思いやり」と恋愛感情の区別が困難

映画『アバウト・シュミット』で、ジャック・ニコルソンは主役のウォーレン・シュミットという男性役を演じています。シュミットは妻を亡くしたばかりで、孤独で、うつうつとしています。でもその気持ちが何なのか分からないので、どうすることもできずにいます。映画を見ている私たちには、彼が落ち込んで、苦しんでいることがぱっと見て分かります。あなたの彼も同じなのではないでしょうか。あなたにはなんか変だということが見ていてはっきり分かる。彼は何も話そうとせず、無口になって、閉じこもったようになっている。でももしこのことを彼に問いただすと、彼は「大丈夫。何でもないよ」と言うだけ。嘘をついているわけでも隠そうとしているわけでもなく、女性のように自分の気持ちや感情をうまくつかんで言葉にすることができないのです。自分でも分かっていないので、あなたにきちんと伝えることができないのです。

映画のあるシーンで、シュミットはトレーラーハウスに住んでいる優しいカップルと知り合い、仲良くなります。そのカップルの男の方が買い出しに出かけて、シュミットとその女性が二人きりで残されるのですが、そのとき彼女はシュミットが寂しそうだと伝えます。シュミットは彼女が思いやりをもって自分の気持ちを理解してくれたことに感動して、気持ちが和らぎ、心を開いて、彼女の方に自分の頭をもたせかけます。それに彼女は驚いてしまうのですが、その後、彼はさらに彼女に情熱的なキスをしようとしてしまいます。彼女はびっくりして、激怒して立ち去ります。観客には彼がレイプ魔でもなく悪意もなかったことが痛いほど分かります。彼はとにかく自分がどんな気持ちでいたのか、どれほどうつ状態でいたのかさっぱり分かっていなかったのです。なので、誰かが自分の心の痛みに気づいて、優しくしてくれたことに、感激しすぎてしまいました。そして、自分の気持ちが何なのかよく分からないので、思いやりから生まれた温かい気持ちを恋愛感情だと勘違いしてしまったのです。彼は自分のうつ気分にまったく気づかずにいたので、そのうつ気分を受容されたことによって温かな気持ちになったことも、自分では理由がまったく分からないので、よく知っている数少ないポジティブな感情、つまり「この人のことが好きで、セックスがしたいんだ」という気持ちなのだと思い込んでしまったのです。

こんなふうに自分の気持ちが何なのかよく分からないという男性はとても多いものです。温かい思いやりと恋愛感情の区別もつかないし、かなりキレて怒っていても「ちょっとイライラしているだけだ」と思ったり、ちょっと失礼なことをされただけでも「自分のプライドを傷つけるようなひどい裏切り行為だ」と解釈したりします。

私のところでカウンセリングを受けていたラウルは結婚したてのころ、この映画とびっくりするほどよく似たことを経験しています。

「実は僕は、妻との関係がうまくいかなくて、絶望的なうつうつとした気分になっていました。妻は僕に無関心で、会話もなくて、もう僕のことを愛してはいないんだと分かっていました。すごくつらくて、どうしたらいいか分からなかったんです。そんなとき、僕は妻の妹のことが気になり始めたんです。それで、ある日妻の家族が訪ねてきたとき、何杯かお酒を飲んだ後に彼女を隣の席に呼んで、『僕が本当に好きなのは君なんだ』と言ってしまったのです。彼女はびっくりしてそれを母親に伝えて、母親が妻に伝えて、そこからはもうはちゃめちゃです。ウディ・アレンの映画『ハンナとその姉妹』そのものでした。ドラッグでもやっているんじゃないのかって感じで。ただそのドラッグは『うつ病』だったんですよね。冷静な判断力がなくなって、ばかなことをしでかして、遠まわしなやり方で誰かを傷つけたくなるように、うつ病に操られていたんですね」

このときうつ病は誰にも気づかれないまま、強い脱抑制作用を発揮しています。うつ病によって抑制が緩み、まともな状態なら絶対にしないようなことをしてしまうのです。こうすることによって、自分ではどうすることもできない混乱した気持ちから抜け出そうともがいているのです。

もしも、あなたの大切な男性がアレキシサイミアから脱し、自分の気持ちをすべて（怒りや非難だけでなく）きちんと言葉にしてあなたに伝えられるようになったら、自分の不幸がすべてあなたのせいであるとなじったり、あなたに八つ当たりすることはなくなるでしょう。

男性の気持ちを聞きだすときのコツ

あなたのパートナーにもこういったアレキシサイミア傾向や、自分の気持ちが分からず勘違いするという傾向がある場合、どうすればいいでしょうか？　彼が自分の気持ちに気づけるようにカウンセリングするのはあなたの役目でも義務でもありません。でもそこまでしなくても二人の心が通じ合う会話をするためのコツはいろいろあります。

・「男性語」をばかにせず、受け入れる

男性は、あなたと同じ言葉（感情表現の豊かな「女性語」）を使えないのだという事実を理解しておくことはとても大切です。男性もいろいろと感情はあるのですが、それがどんな感情なのか言葉にすることができません。男性も女性と同じくらい二人の関係を良いものにしたいと願っているのですが、とにかく女性とは、気持ちや感情を自分で理解して対処するときのやり方がまったく違っているのです。このように違いがあること自体は別に問題ではありません。その違いがあまりにも極端なものでない限りは、互いの心理的状態をわざわざ「男性語と女性語の共通語」を使って理解し合わなくては良い関係が結べないということはありません。でも、彼に「あなたの気持ちをちゃんと言ってよ」「どう思っているの？」と女性語で気持ちを説明するようプレッシャーをかけ続けたら、彼はきっとあなたの元から去っていくでしょう。

・一番大切なことは何なのかを忘れない

お互いを尊敬する気持ち、思いやり、相手を好きだと思う気持ち、相手を信頼する気持ち、約束を守ること……これを彼に忘れずにいてもらうのと同時に、あなたも忘れずにいなくてはいけません。もともと二人の相性は良いはずですから大丈夫です。

・ささいな気持ちでも、言葉にできればよしとする

あなたからすれば、その言葉は彼の言動をぴったり言い表していない、簡単にし過ぎていると思っても、とりあえずはそれでよしとしましょう。どんなささいなものであれ、気持ちを言葉にしているならば、それは大きな一歩です。

女性「昨日の夜なかなか眠れなかったんじゃない？　職場のリストラのことを考えたらすごく怖くてなかなか眠れないよね」
男性「怖い？　違うよ。それについてはもう考えてあるし。もしリストラされてもさ」
女性「そうだね。あなたならきっと大丈夫だなって思う。誰でも少しは心配になって当然じゃないかな。やっぱりそのせいでうまく眠れないんじゃない？」
男性「うん。確かにちょっと心配ではあるかな」

・感情について教える

あなたは彼の性格や行動パターンをある程度は理解しているはずですから、彼が今どんな気持ちなのかを推測して、柔らかく伝えてみることができますね。ここでも、彼は男性ですから、あなたとは違って感情表現のための語彙が少ない「男性語」の中で育ってきたのだということを忘れないでください。彼にはコーチが必要なのです。なかなか分からないからといって、腹を立てたり、偉そうな態度をとったりしないように注意してくださいね。

女性「昨日の夜さ、あなたのお父さんがあなたのことをからかってきて、なんか嫌な感じだったなぁ。あなたはどう思った？」

男性「別に。慣れてるから」
女性「私だったら、恥ずかしいからやめてって思うし、すごくムカついちゃうかも」
男性「恥ずかしい？　あんまり考えたことなかったな。まあちょっとは恥ずかしい気はしたかも。父さんはいつもあんな感じだからね」

・「男性語」（彼にとってなじみのある例え）を使う

コミュニケーションというものは常に、相手にとってなじみのある言い方、イメージ、例え、人生の出来事を取り入れて話すと、より成功しやすいものです。彼がスポーツ好きであれば、同じような状態になったと報道されているアスリートの話をしてみましょう。ビジネスマンとしてプライドのある彼ならば、その人が上手にコンサルティングを活用し、そのせいで「できないやつ」とみられることは決してないという例を出してもいいですね。

女性「ちょうど記事で読んだんだけど、テリー・ブラッドショーは長い間うつ病と闘い続けながら、それでも4回もスーパーボールで優勝したんだよ。もしあなたがうつ病だとしても、全然おかしいことじゃないよ」

・子どもパワー

彼が自分の気持ちについてなかなか考えようとしないときは、子どもについて話してみるのもひとつの方法です。普段の生活の中では「やわな感情」からなるべく目をそむけて過ごしている男性でも、子どもの話をすると急に涙ぐんでしまうことがあります。子どもがどんな気持ちでいるか、子どものことを心配する気持ち、どれだけ子どもが大切な存在か……。父親としての今の彼の態度が子どもを傷つけていることについて、優しい言葉づかいで話し合うのもいいでしょう。自分の両親と同じ間違いはするまいと、彼がひどく頑固になっているときは、そのことについて話してみましょう。もし子どもがいなければ、幼い弟や妹、彼のことをすごいと尊敬している子どものことを考えてもらってもいいかもしれません。

女性「あなたは自分のことを大丈夫だ、どこも悪くないって言い張ってるけど、でもデヴィッドとローレンはパパのことがすごく心配なんだって。あなたはいつも、子どもたちのことをすごく大切に思ってくれているじゃない？　その子どもたちがあなたのことを心配して、あなたが自分のために治療を受けたり休んだりしてくれたらいいのにって言ってるの」

男性「そうだな……。子どもたちのために、なんとかしなきゃな」

「何ばかなこと言ってんだよ！　俺はうつ病なんかじゃないよ！」

「そのうち良くなるだろうって思って、何もせず様子をみていました。まさか自分がこんなふうになるなんて思ってもみなかったんです。俺は強い男だって思っていましたし。だから、自分がこんなふうな弱い気持ちになっているのを、誰にも知られないように必死に隠していました」

カウンセリングの中でこう語ったデニスのように、「やわな」感情を隠そうとするのは、多くの男性の特徴です。男性というのは常に、有能で、誰に頼ることもなく、傷ついてめそめそ泣いたりしないという「男らしい」態度でいなくてはならないというプレッシャーを感じています。ですから、うつ病にまつわることはすべて受け入れられません。たとえ自分でうつ病とは気づいていなくても、心の弱さをイメージさせるようなことは男らしさに反するのでとにかく受け入れられないのです。自分を「情けない」「恥ずかしい」と感じることこそ、ほとんどの男性が恐れていることです。自分の弱く情けない気持ちを認めたくない、言葉にしたくないと思うことは、男性心理として当然のことなのです。

テレンス・リアルはその著書『男はプライドの生きものだから』の中で、次のように述べています。

男のうつ病の皮肉なところは、うつ病をもたらす原因と同じ要素が、病を正視させないように作用していることである。

「男は脆弱であってはならない。苦痛は乗り越えなければならない。それができないことは恥である」

（吉田まりえ訳『男はプライドの生きものだから』、講談社、26頁）

男子のルール

男性は小さいころから、ウィリアム・ポリャック[27]が言うところの「男子のルール（the Boy Code）」にしばられています。これは暗黙のルールで、「男はいつも多くを語らず、泣いたりせず、誰にも頼ったりしない」というものです。さらに男性は、怖いもの知らずで、新しいことにも勇気を持ってチャレンジし、危険をものともせず闘うというイメージを押し付けられ、大人になったら地位と権力を手に入れて「勝ち組」にならなくてはならないのです。そのためには、常に「自分にはすべて分かっている。ちゃんとすべて自分のコントロール下にある」というふうに振る舞わなくてはいけません。「女々しい」言動は絶対に禁物です。男子のルールを破れば周りの人からばかにされ、笑われ、情けなく恥ずかしい思いをすることになります。一度そうなってしまうと仲間のいる場所から遠ざかって引きこもってしまうことになるでしょう。社会で「勝ち組」になるためだけではなく、この世界で生きていくための絶対的なルールとして、男性はすべてこれを受け入れながら仲間の男性や自分の息子にもそのルールを守らせているのです。

感情のシャッターを下ろす

ネルソン・マンデラは自叙伝の中で、部族の男子が思春期になると行われるという、激しい痛みを伴う割礼儀式のときにどれだけ強いプレッシャーを感じたかについて書いています。[19] 割礼儀式とは少年が真の大人になるための儀式で、痛みに耐えるための強い精神力があるかどうか、そして少年の中にある素直で傷つきやすい感情をどこまで抑えて切り捨てることができるかが試されます。少年は全裸になり、ナイフがかざされる瞬間にアフリカの言葉で「Ndiyindoda!」という掛け声を大声で言わなくてはなりません。「少年」は泣き喚くが、「男」は立派にその掛け声をあげるというのです。マンデラはその掛け声を言うまで何秒かかかってしまいました。そのことで彼は強い恥を感じました。その数秒のためらいによって彼がまだ成人の「男」になっていないのではないかと思われてしまう危険性があったのです。「男子のルール」ではちょっとした間違いやためらいさえも許されないのです。

映画『グッド・ウィル・ハンティング／旅立ち』の中で主人公のウィル（マット・デイモン）と

親友チャッキー（ベン・アフレック）が語り合うシーンにもこの「男子のルール」がはっきりと示されています。何気ない会話の中でチャッキーがウィルに「女とどうなってんの?」と尋ねます。ウィルは軽い感じで「どっか行っちゃったよ」と答えます。二人ともどんな感情も顔に出しません。「はぁ?」「さあね」といった言葉にならないやりとりを何度かした後で、チャッキーはやっとウィルの彼女が1週間も前にカリフォルニアの医大に進学するために引っ越したことを知らされます。

チャッキーは缶ビールを何口かぐいっと飲み、眉を少しつりあげてこう答えます。「サイアクだな」。

この男同士のやりとりの中にある、言葉にならない部分の多さといったら驚きです! もしこれが二人の親友同士の女性だったらどうでしょう? こんなつらいことを1週間も親友に言わずにいるなんて考えられますか? ウィルには自分の気持ちに素直になれないという心のハンディキャップがありました。男性に標準的にみられるアレキシサイミアがあり、「男子のルール」にも縛られています。自分の気持ちを言葉にして伝えることができない上に、どれだけ恋人のことを愛し、必要としていたか、その人がいなくなってどれだけ傷ついているかを自分で認めることができないのです。彼が隠れたうつ病だからという理由もあるのですが、さらに「男子のルール」のせいでもあります。女々しく、弱々しく、情けない男にだけはなるまいとするのです。

「男らしい男」とうつ

実は、ほかの人よりも強くて、私たちを守ってくれる役割をこなす「男らしい男」ほど、うつ病になるリスクが高いのです。兵士、消防士、警察官――「男らしさ」を奮い立たせ、それによって自らの恐れを乗り越え危機に立ち向かう男性たち。感謝すべき存在です。けれど、緊急事態には必要不可欠なその強さこそが、ふだんの生活の中で彼らの欠点になるのです。その強さがあるせいで、本当に必要なときでも自分の中に本来ある「怖い」という気持ちや迷い、後悔する気持ちに気づくことができなくなってしまっているのです。

37歳の消防士、ジェミー・ブラウン氏は9月11日のアメリカでのテロ事件のとき、最初の飛行機が激突した直後、ワールド・トレード・センタービルに駆け込みました。[13] 気づいたときには、がれきと灰に埋もれ、もう自分は死ぬのだと覚悟しました。奇跡的に軽症で済んだのですが、トラウマがその後も彼を苦しませ続けました。目にしたこと、体験したことは、精神的外傷となり、地獄にいるかのような苦しみと麻痺状態が続き、ついにうつ病を発症しました。何日も家に閉じこもった後、妻に引っ張られるようにしてカウンセラーのもとを訪れたのです。そこからやっと彼の精神状態は回復に向かいました。カウンセリングの中で彼は自分自身を振り返るようになり、消防士や警察官の男たちが取り繕っている仮面に気づいていきました。いつも人を助ける方の立場にいるので、「自分たちには助けは必要ない」という仮面です。彼はこの治療のプロセスの中で、「自分はどこかおかしいと思ってもいいんだ。誰かに助けを求めてもいいんだ」ということを学びました。ブラウン氏は現在うつやストレスに悩む警察官や消防士のためのピア・カウンセリングのプログラムをつくっています。「男らしい仕事」ではないと見られたり普段の消防士の仕事に差し障ることはありません。選択肢を広げ、無駄な「助けは必要ない」という仮面を取り外し、必要なときは助けを求めるという真の強さを身につけたのです。

男性が「恥」と感じない言葉を使って男らしさのラベルを付け直してあげること

うつ病の男性に、「自分の中にある弱々しい部分――例えば弱さとか、迷いとか、自己嫌悪があることを認めていいんだよ、言葉にしていいんだよ」と言ったところで、それは無理というものです。むしろ、「あなたの〈人間らしい〉一面について、自分で認めて言葉にすることはとても勇気がいることだし、男らしいことだと思うよ」と伝える方が効果的です。ただでさえ男性が不安になりやすいテーマです。ですから彼の助けとなるように、誠意をこめて「男らしさ」を言い換え、普段の男らしい行動とは違う行動に男らしさのラベルを付け直してあげるのです。

「本当に男らしい人というのは、自分の弱さや怖れ、迷いについて話せる人だと思う。私はあなたにそうしてほしい」と彼に伝えることによって、彼は真の男らしさとは何かを学ぶでしょう。そうすることができれば、彼は心のドアを開き、隠れたうつ病を治療していくための第一歩を踏み出すことができるようになるのです。

★エクササイズ――「男らしさ」以外の部分をあなたが受け入れていることを伝えて、安心させる

どんなときあなたが彼と最も心が触れ合っていると感じるか、彼に伝えてみてください。具体的な例を挙げ、「もっとこういうふうにしてくれたらすごく嬉しい」と教えてあげてください。多くの男性が、愛する女性が自分の言動についてどう思っているかを気にしています。いくつか例を見てみましょう。

1.「きのうエミリーはすごく機嫌が悪かったじゃない？　でもあなたはすごく辛抱強く、上手にエミリーと話していたよね。エミリーにもきっと、あなたが彼女のことをすごく大切に思っているってことが伝わったんじゃないかな。そんなふうに娘の力になってあげようとするあなたを見ていて、あなたの気持ちがとてもよく感じられて嬉しかったよ」

2.「あなた、本当はダンスあんまり好きじゃないのに、きのうのパーティではたくさん私に付き合って踊ってくれて本当に嬉しかった。まるですごく素敵な贈り物をもらったみたいに嬉しい。あなたのそういうところ、大好きなんだよ」

3.「きのうの夜さ、気持ちを打ち明けてくれたでしょ？ お父様の期待に応えなくちゃいけないってプレッシャーを感じるって。あなたと心が近づいたように感じたよ。そんなふうに本音を伝えてくれるあなたってすごくかっこいいと思う」

あなたの言葉がうまく彼の心に伝われば、彼は少しずつ「男らしさ」の仮面を外して、気持ちを和らげ、本音を語ってくれるでしょう。

男らしさを認めてあげること

彼に何かを伝えようとするとき、「男らしさなんてばかみたい」ではなく、「男らしいって大切なことだと思うし、あなたはとても男らしいって思うよ」というメッセージを伝えられるようにすると、彼は快く耳を傾けてくれます。男らしさをばかにしようとしているわけでもなく、彼が男らしくあろうとする気持ちを萎えさせようとしているわけでもないことを分かってもらえるといいですね。ただし、小中学生男子のような上っ面の男らしさや、マスコミがつくり上げたいかにもマッチョな男性像ではなく、真の、成熟した人間味あふれる男性像の方が素晴らしいのだということも同時に伝えなくてはいけません。そういうメッセージを伝えることによって、あなたが彼を本当に必要としていて、心から彼のことを理解したいと思っていることが伝わるでしょう。

つまり、彼にこうしてほしいと頼むときに「男らしくありたい」という彼の願望を傷つけないような言い方をすればいいということです。実はこの「男らしくありたい」という彼の気持ちをうまく使うことで、新しいやり方を試す勇気を彼に与えることができるのです。この言い方を使わずに「あなたの傷つきやすい心や弱さについて話してほしい」と伝えても、彼はあきれたような顔をしてさらにかたくなに気持ちを話すことを拒むでしょう。何度も言えば嫌々応じてくれるかもしれませんが、そのときだけになってしまいます。

男性に受け入れられる比喩を使うこと――彼をあなたの「ヒーロー」に！

彼に「こうしてほしい」とお願いするとき、それが彼の男らしさをますますアップさせる行動なのだと伝えることができれば、彼が耳を傾けてくれる可能性が大きくなります。普段の生活の中で二人の関係を良くするためのささやかだけれど勇気ある決断をする「二人の中のヒーロー(relational heroism)」になってもらいましょう。テレンス・リアルは著書の中で次のように述べています。

全身の筋肉と神経が慣れ親しんだ病へ引きずり込もうとしているときに、それを上まわる鍛錬によって、あるいは魂の励ましとでも言うべきものによって、もっと大切なもの、もっと成熟した自分、命が求めて止まないものの訪れを得るのである。うつ病がたった一度の子ども時代のトラウマによってではなく、何百回ものトラウマの集積であるように、何百回もの小さな勝利を積み上げることが癒しへの道なのである。

(吉田まりえ訳『男はプライドの生きものだから』講談社、274頁)

男なら誰もがヒーローになりたいという願望を持っています。彼の心に届く言葉を選びたいのならば、彼の思う「ヒーローらしさ」の意味を拡大する言葉を選ぶと良いでしょう。ここで、リチャードが妻の言葉によって「二人の中のヒーロー」の気分を味わい、変化が快く感じられたという例を紹介しましょう。

「妻のケリーはダンスに出かけるのが好きで、いつもセクシーなドレスを着て出かけていました。何も彼女が浮気しているとか、そんなことはないって分かっていたのですが、そんなにおしゃれするなんて何かあるんじゃないのかって勝手に疑ってしまって、自分でこの嫉妬心をなんとかしないといけないなと思っていました。それである日私も一緒に行くことにしたんです。そこは夫婦やカップルでいっぱいでした。ケリーは踊り始めると、とても楽しそうで、ダンスに没頭していきました。ダンスフロアを見回してみると、男たちは私もふくめてぼさっとつっ立っているだけでした。もじもじしながらも、ダンスをするのは気恥ずかしいような、妻だけが楽しんでいてすねているような感じで……。

自分もこんなふうな感じなのかと思うと男として恥ずかしかったですね。それで、思い切ってダンスフロアに出たんです。ダンスをする人たちの中に入って、自分でも懸命に踊ってみました。どうせなら楽しんでやれって。いつもみたいにぶすっとして、嫌そうにいるんじゃなくて。そしたらなんだかすごく気分が良かったんですよ。

そしたらケリーが私のところに来て、私の肩に手をかけて、すごく心がこもった長いキスをしてくれたんです。めったにないような感じの。それはもう、とても良い気分でした。たぶんずっと忘れないですね。

次の日、ケリーが『昨日のキス、すごく良かったよね』って言うので、私は『うん。とっても良かったよ。どうやったらもっとあんなふうにキスしてもらえるかなって思うよ』と言ったんです。彼女は

『昨日みたいにしてくれたらそれでいいの。昨日のあなたは私のヒーローよ。あんなふうにして』って。あれだけでいいのかって思いましたよ。そのくらいなら簡単なもんです」

ここで、勇気ある行動の変化を起こしたのはリチャードなのですが、「本当の男らしさとは何か」を映し出す鏡となったのは妻のケリーの言葉でした。リチャードはむすっと機嫌悪い顔でダンスを眺めているのをやめて、勇気を持ってダンスホールに飛び込むことで、妻を幸せで情熱的な気分にすることができると分かったのです。妻がリチャードの勇気を褒め、感謝してくれたことで、リチャードは彼女のためのヒーローになるにはこういうささいな行動でいいのだと気づくことができたのです。

うつについて話し合うときのコツ

・「うつ」という言葉を使わず、「ストレス」といった表現を使う

「うつ」という言葉が彼の心をシャットダウンさせてしまうときは、その言葉を避ける方が賢明です。例えば「ストレス」という言い方は男性にとって受け入れやすいものです。あなたの目的は、彼の心のシャッターをこじ開けて、あなたが言っていることが正しいのだと無理やり認めさせ

ることではありませんよね。とにかく彼のために、あなたのために、そして二人のために、彼が何らかの変化を起こすことができるように上手に言葉をかけるというのが今のあなたの目的ですよね。

・「うつ」という病名によって安心できる場合もある

一般的に言って、すべてに当てはまるルールというのはありません。特にあるタイプの男性にとっては、先ほどお伝えした方法とは正反対のやり方が効果的です。つまり、「あなたはうつ病だ」という診断がつくことによって次に何をするべきかが分かるので、病名をはっきり告げられた方が動きやすい男性もいるのです。「うつだ」と言った方がいいのか、「ストレス」などと言い換えた方がいいのかは、軽いジャブのような形で言ってみないと分かりません。あなたが彼に「うつみたいなものなんじゃないの……」と、ちょっと言ってみたときに、彼が頭を上げて「そう思う？　いや、その通りかもしれない！」と言うのか、あるいは「うつ病のわけがないだろう。ただストレスがたまっているだけだ！」と言うのか、それがきっと答えになるでしょう。

・あなたにとって男らしいヒーローとはどんな存在なのかを彼に伝えておく

男性は自分が男らしくあるためにはどう振る舞うべきかという物語を心の中に持っています。その物語に最も大きな影響を与えるのは、彼にとって大切な女性であるあなたなのです。このことを忘れないでください。パット・コーニーの小説、*The Great Santini* の中で、母親は息子の18歳の誕生日に次のような手紙を贈ります。「私が一番素晴らしいと思う男性らしさは優しさであるということをあなたに伝えておこうと思います」。このように「あなたが自分のつらさを打ち明けてくれたり、自分の機嫌の悪さを抑えて私を守ってくれようとするとき、私はあなたのことを本当に男らしくて素敵な人だって思うんだよ」というメッセージを彼に伝えることが大切なのです。あなたが彼に軟弱になってほしいと言っているわけではないということがはっきりすれば、彼はその気になればいつでも真の男らしさを持ったヒーローになれるのだということを理解してくれるでしょう。

うつ病についての偏見と誤解について話し合うときのコツ

多くの男性が「自分には何の問題もない」と言い張り、苦痛を感じて、何かおかしいと思っても誰にも言おうとしないのはなぜか……。それはうつ病についての根強い偏見と誤解のせいです。これからよく見られる偏見と誤解について紹介しましょう。そして、それぞれに対してどうアプローチすればいいのか見ていきましょう。

彼に対して「それは違うよ」と伝えたり、「これまでと違うことをしてみたら？」と勧めたりするときには、明るく前向きに話を切り出しながら、彼の良いところや好きなところも忘れずに伝えましょう。

・「自分の気持ちを医者に話したりカウンセリングを受けたりしたって意味がない」

「うつは脳の生化学的なものだろう？　心理的なことを話したりしたって意味ないよ」というようなことを彼は言うかもしれません。心理療法が効果を持たないタイプのうつ病もありますが、ほとんどのケースにおいて心理学的な介入は有効です。古典的な双極性障害のように、脳の内分泌的なものが主として症状を引き起こしているケースであっても、心理療法は治療のための強力な武器です。

こんなとき――「あなたの今の気分は、脳の生化学的なものだって分かっているつもりだよ。でも、こういうのって、混じり合っているものなんじゃないかな。悲観的になり過ぎるし、考えがうまくまとまらないことがまだあるってこの前言ってたよね。専門家によると、こういう考え方のパターンって、脳の生化学的なものによる変化だとしても、長く続いてしまうと脳の癖みたいになって、習慣として残ってしまうんだって。だから、薬物療法と心理療法を併用するのが一番いいそうだよ」

・「うつは、考え方の問題だ。うつだと思うからうつっぽくなるんだ」

先ほどご紹介したものとはまったく逆ですが、「うつ病といっても、俺の考え方がおかしいから、そうなるだけなんだ」と言う人もいます。もちろんその人の認知や物語がうつ症状に大きな影響を及ぼすといえばそうなのですが、しかしやはりうつ病とは脳の生化学的な病変がみられる医学的な疾患です。性格や心の強さ、生活習慣や価値観とは関係なく、真の生物学的な要因によって起こる場合もあります。例えば、ステロイド反応、糖尿病、化学療法の副作用、繊維筋痛症、テストステロン欠乏症などもうつ症状を伴います。ほかにも多くの身体疾患が一見うつ病に見えるような症状を引き起こします。

✎**こんなとき**――「自分でうつうつと考えているからうつ病みたいになっているだけで、本物の病気じゃないって思うの？　精神的な症状しかないからって病気じゃないとはいえないよ。体の病気のせいでそういう症状が出ることもあるんだよ。だからきちんと病院に行って体の病気がないかどうか検査を受けてほしいの。でもそんなふうに自分の考え方次第って思っているなら、考え方を変えてみようと思えるのはすごく良いことだと思うよ。でももし自分の考え方が悪いんだって自分を責めて、病気なんかじゃないって思い込もうとしているのなら良くないと思う」

・「我慢し、耐えればいい」

この傾向は「もし俺がうつ病だとしても、男として自分でなんとか解決するべきだ」という言葉などで示されます。男たるもの自分で自分のことを解決できなくてはならない、誰に道を尋ねることなく目的地に到着できなくてはならない……という考えが、幼いころから刷り込まれています。ですから当然、誰かに「助けてほしい」と言えるわけがありません。自分の気持ち、苦しさや辛さについて人に話すなんてとんでもないという感じです。過去に話してみたことがある人もいるかもしれませんが、たいていはばかにされ、恥ずかしい思いをして、もっとひどい気分になったという経験をしています。ですから、「なんで誰かに助けを求めたりしなくちゃいけないんだ？　何の意味があるんだ？」と思うのも無理はありません。しかし、実際のうつ病治療においては、薬物療法を受けている場合でも受けていない場合でも心理療法やカウンセリングは大きな効果をもたらします。

この「我慢し、耐えればいい」という男性の心理システムをうまく和らげるようなアプローチをしたメディアの例を挙げてみましょう。それはＥＤ（勃起障害）の治療薬のコマーシャルです。500本以上のホームランを記録し、今もその記録を伸ばしているアメリカのプロ野球選手ラファエル・パルミエロはバイアグラのコマーシャルに出演しています。レビトラという治療薬のコマーシャルでは、アメリカン・フットボールの元コーチであるマイク・ディッカが出演しています。彼にはシカゴ・ベアーズとニューオーリンズ・セイントという2つのチームでコーチをしていた「男の中の男」というイメージがあります。これらのコマーシャルからは「このいかにも男らしい2人が、男としての中核と思われがちな部分のために援助や治療を求めることができるのですから、あなたもきっとできるはずです！」というメッセージが伝わります。もともと自分が持っている男性としての自信に加え、必要とあれば援助を求めることができるという力もまた男らしさなのだと伝えてあげればいいのです。

✍**こんなとき**――「あなたは本当に男らしい人だと思う。私が思っている男らしさってね、誰かに相談できる強さも持っている人だよ。必要なときは助けを求めるというのも、自分に対する自信と勇気のいる男らしい行動だと思う。例えばさ、テリー・ブラッドショーがうつ病について治療を受けていることを堂々と話しているよね。アルコール依存について話しているジョー・ネイマスも、レビトラを使っているっていうマイク・ディッカも、本当にかっこよくて男らしいじゃない？」

・「薬に頼るやつは、弱いやつ」
「分かった。でも俺がうつ病だとしても薬なんかに頼らなくていいよ」と彼は言うかもしれません。もちろん薬を使いたくないという気持ちには共感してもいいでしょう。誰でもそう思います。

しかしこれは「男らしさ」の弊害なのです。「何にも頼らず、自分で解決しなくてはならない。頼ることは弱くなることだ」というような頑固な思い込みが、正しい治療から彼を遠ざけてしまいます。

✍**こんなとき**――「薬なんかに頼りたくないって思うのは当然だよね。私もできれば飲みたくないって思うよ。でも、例えば糖尿病だとしたらインシュリンを打つのは恥ずかしいことでも何でもないでしょう？　身体的に必要だっていうことだよね。うつ病治療の専門の先生は、気持ちが落ち込むのを治療しないままにすると、さらに悲観的になって、自己嫌悪になったり嫌な気持ちになったりしやすくなって悪循環が起こりやすいから、お薬によってその悪循環をストップさせることがすごく大切だって言ってるよ。それにさ、お薬を飲み始めてからやっぱり嫌だって思ったらやめてもいいし、しばらく良い状態が続いたら飲むのをやめてもいいじゃない？」

うつについての話し合いを始めるときのコツ

この本を書き始めたとき、同僚の女性に原稿をみてもらいました。彼女は次のようなコメントをくれました。「彼がうつ病なんじゃないかって心配になって話し合おうとしても、どう話せばいいのか分からなくてなかなか言えないと思う。やっぱりそれは、『何か問題があるんじゃないの？』

っていうのをどうやって伝えたらいいか分からないからじゃないかな。彼もたぶん『問題なんかあるわけないだろ』って言うでしょ？　そうするともうどうしていいか分からなくなると思うよ。こういうとき恋人や妻として女性はどうしたらいいのかな？　こういうことについて話したいってアポイントメントを取るとか？　もうこれ以上問題があることを隠せないっていうふうになるまで待てばいいの？　彼は『それについては話したくない』って言うだろうし、『大したことない』って言い張るかもしれないし……」。

うつ病であることについて率直に話し合うことのできる男性も中にはいるでしょう。もしあなたの彼がそういうタイプであれば、次のように切り出してもいいですね。「ねえ、私このごろあなたのことが何だか心配なの。たくさんのストレスを抱えて、ものすごく疲れているように見える。何か助けが必要なんじゃないかな。うつ病みたいなものかもしれない。念のため、一回きちんと専門家に診てもらわない？　私のためにもそうしてくれたらすごく嬉しいし、お互いほっとできるから」。

しかし、大多数の男性は「うつ病みたいなものかも……」なんていう言葉を聞いただけで、びっくりして、会話そのものを避けてしまうかもしれません。この章でご紹介したコツをうまく使えば、なんとかうまく話し合いに持っていけるとは思うのですが、それでも抵抗する男性は確実にいるでしょう。抵抗にあったとしても、ちょっと角度を変えて、タイミングと言葉を変えて、何度も根気よくアプローチすることが大切です。彼が不機嫌なときや気分が悪そうなときにうつ病について話し合おうとしても駄目です。「うつ」という言葉が駄目なら、「ストレス」と呼び方を変えましょう。「大きな問題はない」と彼が言い張るのなら、あなたが心配だと思っている行動をひとつに絞って（非社交的な生活、飲酒、トゲトゲしい態度、不眠、仕事に過剰に打ち込むことなど）話してみましょう。弱い、情けないと思われるのではないかと彼が怖れているようならば、あなたにとって彼がどれだけ大切な男性なのかを伝えてあげるといいでしょう。責められていると受け取りやすい状態ならば、彼が抑うつ的ではないときにあなたのために何かしてくれたら、そのときを逃さないようにして、しっかり感謝を伝え、褒めましょう。うまくいかなかったら、しばらく待ってまた後で試してみればいいのです。「うつ病かもしれない」と認めることは、男性にとって時間が必要なものなのです。

どれだけがんばっても、いろいろなやり方を試してみても、まったくうまくいかないときは、あなた自身がカウンセラーや医師と相談してみるのも良い方法です。これには2つの利点があります。まず、今後彼に対してどのように接したらいいかアドバイスをもらえます。そしてさらに、あなた自身が今の症状を切り抜けるための心理的なサポートを得ることができるのです。

彼が専門的な援助を受けられるようにサポートする

もちろん男性の中にも「自分はうつ病かもしれない」ということを受け入れ、治療を受け、カウンセリングに行くことでうつ病は良くなると理解してくれる人もいます。しかし、ほとんどの男性はそうは考えられません。問題があるということを認めようとしませんし、自分のことについて話し合うということにも強い抵抗があって、そういうところに行くのは男らしいことではないと思い込んでいるのです。

彼に嫌われたくないし、けんかもしたくないと思えば、当然彼の抵抗の言葉をそのまま受け入れることになるのでしょうが、それは彼にとって決して良いことではありません。男性というのは常に「助けは必要ない」「そんなところに行っても何も役に立たない」というようなことを言うものです。今ここであなたがするべきことは、彼自身に人生を左右しかねない重要な決断をさせることではありません。自分の状態と真剣に向き合うように促し、自分の心の底にある気持ちを自覚させることでもありません。彼の面子とプライドを立てながらも、とにかく彼に何らかの専門的な援助を受けさせればいいのです。

医師やカウンセラーももちろん治療を途中でやめたりしないように彼を説得しますが、あなたからも彼に強く言い聞かせなくてはいけません。あなたと彼の二人がなんらかの症状の改善を認めるまでは、治療をしっかり続ける必要があります。薬物療法ならば2～3週間、カウンセリングでは少なくとも数カ月の間、効果が得られるまでしっかり続けるべきです。少しでも改善が感じられれば、彼ももう少し続けていこうと思ってくれるはずです。

ではここで彼に医師やカウンセラーの援助を勧めるときのコツをご紹介しましょう。これは心理操作ではありません。あなたが彼のためを思って、心から願っていることをうまく彼に伝えるため、実際に効果のある言い方を使うためのヒント集です。

- **永遠にするわけではない**――「ちょっとだけでいいから、試してみようよ。やってみて全然効果がなかったらやめればいいよ」
- **彼に決定権を持たせる**――「カウンセラーは男性と女性のどっちがいい？」
- **あなたがリードする**――「私が電話をして予約を取るね。スケジュールを見せて。あなたにとって都合の良い日時はいつ？」。彼を無力な状態で居心地よくさせてしまう危険性もありますが、治療に向けて最初の一歩を踏み出すためにあなたのリードが不可欠な場合もあるのです。
- **交換条件を出す**――「ずっと一緒にヨットに乗ってほしいって言ってたよね。あなたが私との約束をがんばって守ってくれるんだったら、私もがんばってヨットにチャレンジするって約束するよ」。ただし、どうしても嫌なことを交換条件として飲む必要はありません。

●夫婦カウンセリングでは彼の希望を優先して取り組むことを提案する――「ずっと私の家計のやりくりとかお金の使い方を変えてほしいって言ってたじゃない？　カウンセリングでそのことについて相談してみるから、行ってみようよ」

●子どもを守らなくてはという気持ちに訴える――「あなたの最近の不機嫌な様子とか、私たちがイライラして言い争っているのって、子どもたちにとって良くないよね。あなたはすごく子どものことを大切に思っているでしょ？　子どもたちのためにも、私たちなんとかしなきゃいけないよね」。自分のため、あるいは妻のためには治療を受ける気にはならなくても、子どもを守るためならばぐっと我慢して治療を受けることができる男性は多いものです。

●あなたにとってとても大切なことだと伝える――「あなたが私のことをとても大切に思ってくれているのも知っているし、私が喜ぶ顔があなたにとって大きな意味のあることだって分かっているからこそ、言うよ。このことは、私にとって本当に大切なことなんだよ」。男性というのは、自分の恋人や妻が幸せであれば、自分に自信を持つことができるものですし、そばにいる女性を幸せにしたいと願い努力していることに気づいてもらうことで、自分が認められたように思えるのです。

●「これ以上は無理」という限界を設定する――「もうこれ以上私たちの関係を続けるのは無理

じゃないかって思う。あなたのことを愛しているし、本当に二人でうまく関係を続けていけたらって思うけど……。だから、カウンセリングを受けるか、病院に行って治療を受けるか、どちらかはしてほしい。それができないのなら別れるしかないと思う」。このように伝えるしか道がないこともあります。しかし、もし本当にそうする気がないのなら、最後の選択を突きつけるしかないという場面ではない限り、簡単に言わないでください。

まとめ

うつ病の体験そのものだけでなく、うつ病かもしれないと考えることさえ、多くの男性は怖れています。弱々しく、女々しく、誰かに頼らなくてはいられないものだと考えられているからです。このイメージが男性に対して持つ強い影響を理解することで、よりうまく話し合うことができるようになるでしょう。彼らが自分の精神状態に気づき、悪循環を断ち切ることができるように援助することが大切です。うつ病に対して男性が持っている偏見と過剰な不安を理解し、尊重しながらも、正しい治療を受けられるように優しく導くことが最大のポイントです。

第4章 うつ状態の男性とうまく話すためのコツ

これまでの章で、うつ状態の男性にはさまざまなタイプがあることを見てきましたね。でもこのような症状や態度が、あなたと彼の関係の間に入り込んできたら、いったいどうすればいいでしょうか？　第4章では、そういうときに起こりがちな間違いや、あなたがあなた自身のため、彼のため、そして二人の関係を良くするためにできることを見ていきましょう。

まずは基本的なコミュニケーションのコツについて学びましょう。子どもがいる方（特に10代の子どもがいる方）にとっては、この方法はおなじみのものかもしれません。うつの男性とうまく話すためのコツは、子どもとうまく話すためのコツと実はよく似ています。これはうつの男性が子どもっぽいからという意味ではなく、あなたにとって本当に大切な人が精神的に不安定な状態にあるとき、それが子どもであっても彼であっても同じように、分かりやすく、思いやりと誠意を込めた話し方をするのが最も良い方法であるということです。

これから、そういうコミュニケーションのコツをご紹介します。第4章ではさらにこのコツについて詳しく学んでいきましょう。

良いコミュニケーションのコツ

1.「壊れた鏡（broken mirror）」のシステムについてよく理解すること

あなたの大切な彼は、あなたが彼について言うことなすことすべてにとても過敏になっています。彼を傷つけるつもりがなかったとしても、彼はあまりに過敏な状態になっているので、あなたのささいな言葉に対して急に黙り込んだり、激しく言い返してくるかもしれません。

2.彼のいじけモードのときの否定的な言葉に引っ掛かって、いちいち反応しないこと

彼のネガティブな発言にうまく答えるのはとても難しいことですが、あなたがうまく対応できれば、いつものようにひどい言い合いにはならず、彼の言葉が無害なものになってふわふわと空中をただよって消えていく……というチャンスもあります。言葉そのものを受け止めるのではなく、そ

の裏の意味を見つけてください。彼が本当に伝えたいことは必ずしもその言葉通りのものではありません。例えば、彼は「この1年何をやっても駄目だった。最悪の1年だった……」と言いながら、「それでもオレのことを見捨てたりしない？　好きだと思っている？」と確認しようとしているのかもしれません。

3．前向きに、積極的に聴く——アクティブ・リスニングの姿勢を保とう

彼の言ったことを繰り返して、あなたの理解が正しいかを確認しましょう。彼の話の中でも彼の気持ちの部分を拾って、あるいは気持ちを推測して付け加え、彼の伝えたいことをまとめて、あなたの言葉にして伝えてみてください。そして「どうしたらいいと思う？」と聞かれない限りはアドバイスをしないようにしましょう。聞き手は、話を聞いていて自分が不安になってくると急いで解決してしまおうとしたり相手の悪いところを教えてあげたくなったりするものです。そうならないように気をつけてください。アドバイスも非難も決して二人の役には立ちません。

4．彼の良いところを伸ばせるように褒める、励ます

人は誰でも褒められると、嬉しくなってさらにがんばります。ですから、彼が良い変化を見せ始めたときも、「なんで変わるまでこんなに時間がかかるわけ？」とか、「まだまだそんなんじゃ駄

目」と言ったりして、彼が変わろうとする勇気をくじいてしまわないようにしましょう。

「壊れた鏡」の恐ろしい威力

あなたにとって大切な関係にある男性がうつ状態となったとき、その彼とうまくコミュニケーションを取るためには、「壊れた鏡」という心理学の考え方が大きなヒントになります。この「壊れた鏡」が、彼のものの見方や受け取り方を大きくゆがませてしまうので、その恐ろしさを知らずにいるとうっかり不用意なことを言ってしまい、気づかないうちに彼を傷つけたり閉じこもらせたりしてしまいます。

ほとんどの女性が理解していない男性についての秘密をお伝えしましょう。実は、男性というものは女性からどう見られているかということをとても気にしています。自分のことについて言う女性の言葉ひとつでたやすく傷つきます。もちろん彼らはそんなことを口にはしませんし、そんなそぶりも見せません。でも心の中では女性の一言に大きく揺さぶられています。あなたももちろんそんなふうに男性を傷つける力を持っているのです。そんな力は欲しくないかもしれませんし嬉しくもないかもしれませんが……。でも、あなた方女性がこのような大きな力を男性に対して持っているのだということを理解していただければ、その力を有効に利用することもできるはずです。

「壊れた鏡」の作動システム

ミラーリング――相手の反応を鏡のようにして自分を知る――という考え方は、もともとは自己心理学(33)のもので、「鏡映自己対象――鏡のように自分のイメージを映し出してくれるもの(mirroring self object)」という概念がもとになっています。これはどんな人でも、親密な関係にある人との間で経験しているものです。自分が大切に思う人が自分に対してどんなリアクションを見せるかを私たちはとてもよく観察しています。私に会ったとき彼は嬉しそうに笑うかな？　彼女は僕の話を面白いと思っているかな？　私が冗談を言ったら、みんな笑うかな？　彼は私がここにいることすら気づいていないんじゃないのかな？　このクラスの生徒は私の言うことをちゃんと聞いているのか？　このような場面で嬉しそうな笑顔が自分に向けられたり、関心のある態度などの良いリアクションが得られるとき、ポジティブなミラーリング体験が起こっていると考えられます。

このようなポジティブなリアクションをたくさん受け取ると、人は良い自己イメージをつくることができます。自分というものがバラバラになったりせずしっかりと感じられ、自分は価値のある存在だと自信を持って感じ取ることができるようになります。このようなしっかりとした自己イメージを保ちたいという人間の欲求は、人間のベースにあるとても強いものです。この自己イメージは、幼い子どものころ母親など強い愛着対象との間で最初につくられます。子どもは常に母親の顔を見て、母親が子どもの顔を見つめ返し、目を合わせて微笑み、「あなたはとっても良い子よ」「あなたといるとお母さんはとっても嬉しいわ」と言ってもらうことを強く求めています。自己心理学の理論では、子どもが健康に育つためには何度も親から「そこにいていいんだよ」「そのままのあなたでいいんだよ」と認められ、受け入れられることが必要であるとしています。こうして認めて受け入れてくれる親の姿が「鏡映自己対象——鏡のように自分のイメージを映し出してくれるもの（mirroring self object）」なのです。こういうやりとりを何度も重ねていくことで、子どもは自分に自信を持ち、褒め言葉を素直に受け入れ、自分は力があり、やりたいことに向かってがんばることができる人間だと感じられるようになるのです。

子どもが親の顔を見たとき、親の表情や言葉の中に、その子どものことを大好きでとても大切に思っているということが映し出されていたら、その子どもは「自分は存在していてもいいんだ」と確かめることができます。「自分は生きていてもいいんだ。価値のある存在なんだ」ということを知ります。これと同じように大人も、自分にとって大切に思う人の目を見たときに、その人が自分を大切に思ってくれていて、自分のことを好きで、自分といて嬉しいと感じてくれているという気持ちが映し出されていたら、「生きていて良かったな。自分には愛される価値があるんだな」ということを感じ取るのです。

もちろんこのプロセスは基本的には男性が女性のリアクションを見るときも、女性が男性のリアクションを見るときも同じです。ただ、実は男性の方が、自分が女性のリアクションにいろいろと強く期待しているということを自覚していないことが多く、期待に合わないリアクションが返ってきたときに深く傷ついて、黙り込んでしまったり逆ギレしたりするのです。どの男性も、自分が愛する女性に対して、自分の男としての価値はどのようなものかを決定する特別なパワーを預けてしまっているのです。

「壊れた鏡」状態

さて、あなたが彼に見せる表情や態度、彼に伝える言葉がどれだけすごいパワーを持っているのかお分かりいただけたでしょうか？　男性は、女性のささいな言動が「あなたって本当に駄目ね。役に立たない負け犬ね」というメッセージなのではないかと、ものすごくビクビクしています。あなたからのポジティブな反応が得られなかったら、あるいはあなたから駄目な男だと思われていると彼が思い込んでしまっただけでも、彼はガックリと落ち込み、自信を失い、「自分は本当に駄目な人間なんだ……」と強く思い込んでしまうでしょう。

もし彼が幼いころ十分愛情を実感しながら育つことができなかったのなら、あまりに自分に自信を持てず落ち込んでいる状態にあったら、人一倍強く男性らしい人間でなくてはならないという強迫観念を持っていたら、「壊れた鏡」の状態になったときほかの男性よりももっと黙りこんで自分の殻に閉じこもったり、逆ギレしたりすることになるでしょう。

私のところにカウンセリングを受けに通ってきていたダニエルもまた、この状態にあり、カウンセリングを通じて自分の「壊れた鏡」に気づくことができるようになりました。彼は妻のナタリーとの間で「壊れた鏡」状態になり、ものすごく深く傷ついていたのです。

「私が必ずキレてしまうのは、なにか私がやっていることが間違っていると誰かに言われるときです。特に私が強く反応してしまうのは、父親としてちゃんとしているかどうかについて言われたときと、仕事について口出しされたときです。この2つが私の男としての自信とプライドをつくっているのだと思います。ですから、ナタリーから『あなたは子どもに父親らしいことを何もしてくれない！』と言われると本当に頭にきます。こう言われると必ずけんかになるんです。子どものことを考えていない父親だとだけは思われたくないんです。私が父親としてうまくできているかどうかを見ているのは、やっぱりナタリーなんです」

男性も女性も、ときどきパートナーに対して頭にきて、相手を傷つけるようなひどいことを言ってしまいます。ナタリーもこのときそうでした。ナタリーは夫が自分勝手なことをしているときムカムカして、そのせいで「あなたは子どもに父親らしいことを何もしてくれない！」という暴言を夫にぶつけました。夫のダニエルは、さっきの言葉のように、自分は父親としてそんなに駄目なのかと深く傷つきます。男性型うつの人は、表には出しませんが、自分に自信が持てなくて苦しんでいるので、このような言葉は彼にさらなる致命的なダメージを与えてしまいます。

ですから、このように彼の失いかけている自信をさらに粉々に打ち砕くような言葉は、彼の自己イメージをボロボロにしてしまいます。まだこの言葉が彼の目を覚まさせて、何か大事なことを伝えるためにやむなく使われたものなら良かったのですが……。たいていは、ただカッとなって相手を傷つけようとして、一番相手にダメージを与えそうな言葉を選んだだけということが多いですよね。こういうことを言われると、男性はあなたには絶対に見せないようにしつつも、自分は本当に駄目な男だと思い込んで自分を情けなく感じ、その一方で表向きはムッとして黙り込んだりあなたに向かって強く言い返したりします。心を開いて本当の気持ちを打ち明けるどころかますます殻に閉じこもって何も言わなくなるのです。

さて、このことがさらによくお分かりいただけるように、私の友人の例をご紹介しましょう。

「ひげをそっているとき頬を少しだけ切ってしまったんだ。洗面所から出てきたとき、彼女は俺を見て『何それ？　また切っちゃったの？　今週2回目じゃない』って言って、俺はカチンときて、彼女に向かってキレたんだ。怒鳴って、キレまくって、その日デートするはずだったんだけど、台無しになったよ。今思えば、あれは〈壊れた鏡〉のせいだったんだなと思う。俺は彼女に『ひげをそるなんてこともまともにできないわけ？　男なら普通ちゃんとやれるもんじゃないの？　あんたって駄目人間ね』と言われているような気がしたんだ。男らしくないって言われたみたいな。彼女はそういうことを言うつもりじゃなかったんだろうけど、俺にはそう思えたんだ」

この壊れた鏡のために、男性は自分自身の気持ちを読み間違うのだということをよく理解してください。これはとても重要なポイントです。彼は自分の傷ついた気持ちに気づくと、あなたが意図的に自分を傷つけようとしたから、自分は傷ついたのだと思い込むのです。それが正しい場合もあるかもしれませんが、今この本を読んでいるあなたには、そんなつもりはありませんよね。こういう心の動きのために、彼は傷ついてもやもやと考え込み、あなたに嫌われているのだと考え始めます。これが「うつ病」の仕業なのです。うつの症状が重ければ重いほど、彼はまわりすべてを壊れた鏡で見ています。あなたがどれだけ気を配って彼に接していても、彼はやっぱり壊れた鏡を通じてあなたを見ているので、あなたの気持ちを勝手に悪く受け取って傷つくのです。この本に書いてあるからといって、すべてこの通りにすれば絶対にうまくいくと保証できるわけではありませんが、少なくとも愛する彼のために、よりうまくいく可能性のある方法を使ってみて損はないはずです。彼の中の優しく温かく素敵な部分をもう一度見つけるために、ちょっとだけ試してみてもいいのではないでしょうか。

彼の「いじけモード」に気づいてうまくかわす

うつ状態の男性との会話ではいつも、こちらが「えっ？」とビックリしてつい大きなリアクションをしたり、ムカッとするようなことを言われて必死になってこちらが応じて、そこから会話がスタートするということがよくあります。これが「いじけモード（downer）」です。このいじけモードは、彼があなたの関心を引こうとするときによく使われます。彼がこのパターンを使うと、あなたはいつも気づかないうちに感情をフルに使って彼と長い時間話していて、後でひどく疲れてしまったり嫌な気持ちになってしまって後悔することも多いのではないでしょうか？　実はこれは彼がうつによる地獄のような孤独と暗闇の中でひとりぼっちで苦しんでいて、無意識に（忘れないでくださいね。彼はこれを無意識にやっているんです！）、ついあなたの手を自分の方へ引っ張っているということなのです。うつ病になると孤独を感じ、同じ気持ちを感じることのできる仲間を求めるものなのです。彼がいじけモードになると、あなたはつい彼のいじけた様子に反応してしまいますよね。誰でもそうなります。聞いている相手が心配になって、イライラして、カチンときて当然なことを彼は言うのです。

彼は「俺はすごく傷ついている。苦しい。でも、お前にできることは何もない」というメッセージをあなたへの攻撃として使ってきます。でもここであなたにできる作戦ははっきりしています。「じゃあそんなに手助けしなくてもいいんだね」と言うのがあなたの作戦です。あなたががんばって彼のいじけモードをなんとかしようとしても無駄だとせっかく彼が言ってくれているのです。あなた一人でがんばらずに力を抜きましょう！

彼がいじけて、ネガティブなことを言っていたとしても、あなたがそれを治すとか、コントロールすることは不可能です。でもそれに対してどう返事するかということは変えられます。何を言っても彼に役に立たなかったようなこれまでの言い方はやめましょう。あなたが彼のいじけモードを上手にかわすことができれば、あなたはきっと前よりもっと自分に自信が持てるようになりますし、二人の間のイライラした感じも減るでしょう。そして何より、彼が何度も同じようないじけモードを繰り返すことを防ぐことができます。

新しいやり方とは、カチンとした気持ちのまま彼に思ったことを言うのではなく、彼のいじけモードにもっとうまく波長を合わせたやり方です。忘れないでください。あなたの望んでいることは、彼とけんかして勝つことではなく、別れることでもなく、自分自身の心の健康を保ちながら、彼に思いやりを持って接し、彼と二人でうまくやっていくことですよね。この新しいやり方を取り入れることで、その望みに大きく近づくことになります。

いじけモードに波長を合わせる

彼がいじけモードになったとき、あなたがつい言ってしまいがちな言葉の例をいくつか見てみましょう。あなたが聖人君子でもない限り、似たようなことを彼に言ったことがあるはずです。その応答例の後に、もっと効果的な波長合わせ作戦による応答例をつくっておきました。もちろん波長合わせをしなければおかしいとか、あなたが彼に対して良い接し方をしていないというわけではありません。ただどちらの方が彼に対して効果があるかということを考えてみてください。もし、あなたの目指していることが本当に彼の力になりたい（そしてあなた自身の助けにもなり、二人の関係を良くする）ということであれば、この波長合わせ作戦はきっと役に立つはずです。

例１

彼「お前、俺のことどうでもいいと思っているんじゃないのか？」

● 波長を合わせずに――「じゃあ、どうしろっていうわけ？　どうでもいいと思っているわけないじゃない。何をしてあげてもあなたは、『できるんだったらもっとしろよ』って思うだけじゃない！」

●波長を合わせて――「あなたのこと、私がどうでもいいと思っているみたいに感じさせたんだったらごめんなさい。私ね、本当にあなたのことを大切に思っているんだよ。それを分かってもらうためには、何をしたらいいかな？　私ができそうなことある？」

例2

彼「俺の人生は終わってるよ」

●波長を合わせずに――「なんでそんなこと言うの？　信じられない。子どもたちもいるし、私もいるし、仕事だってあるでしょ⁉」

●波長を合わせて――「そんなふうに思ってしまうなんて、すごくつらいよね。前にもそういう気持ちになったことがあったよね。あのときは、そういう気持ちは後でなくなったよね。今のつらい気持ちも一緒に乗り越えようね」

彼の神経質モードに気づき、うまく返す

うつ状態の彼はあなたを不安にさせるようなことをよく言います。いじけモードと同じように、彼が神経質モードになると、あなたは不安になってなんとなく「～しなくては」という気持ちにさせられます。神経質モードのとき、彼は精神的に不安定になっていてこちらをハラハラさせるよう

なとんでもないことを言います。

例1

彼「なんか会社でさ、みんな俺の悪口を言っているような気がするんだ」

- 波長を合わせず――「何ばかなこと言ってんの？　いつもそうやって悪いふうに考えてばっかりじゃない」
- 波長を合わせて――「えっ！　それってすっごく嫌だよね。なんかそれに気づくきっかけみたいなことってあったの？」

例2

彼「なんか最近さ、全然眠らなくても平気だし、全然食べてないのに元気なんだよ」

- 波長を合わせず――「ほら、またおかしくなってきたのよ！」
- 波長を合わせて――「あなたが眠らなくても食べなくても平気って言うと、私はすごく心配になるよ。だって、前もあなたがそういう状態になってからいろんなことがコントロールできなくなってしまったでしょ。そうなったら気をつけようって言ってたの、覚えてる？　私ね、すぐ主治医の先生に電話して相談してみた方がいいと思う。万が一あなたに何かあったら……。

あなたは私にとって大事な人なんだよ」

例3

彼「俺が必死で働いて稼いだ金だろ？　だからボートを買ったって俺の勝手だろ」

● 波長を合わせず――「何言ってんの？　そんなお金無いって分かってるでしょ？」

● 波長を合わせて――「ねえ、あなたがすごく一生懸命働いてくれているのは知っているし、すごく感謝してるよ。だから、一緒に相談して、ボートを購入してもいいかどうか考えてみようよ。ボートがあったら素敵だなって思うよ。でも、ほかにもっと良いお金の使い道があって、もっとあなたも私も心地よく楽しめるものがあるかも。探してみようよ」

例4

彼「心配すんなよ。大丈夫だって！　今回の投資で前回失敗した分も全部取り返せるって！　間違いないって！」

● 波長を合わせず――「あなた、頭おかしいんじゃないの？　前回も間違いないってあなたが言って投資して破産するところだったじゃない！」

● 波長を合わせて――「そうやってすごく前向きな気持ちになっていてくれるのも、自信を持って何かをがんばろうとしてくれるのもすごく嬉しい。そういう取引に関しては素早く決断しなきゃならないってあなたが思うのも分かるよ。でも、ちょっと一緒に考えてみようよ。私たち二人はチームみたいなものじゃない？」

前向きに積極的に聴く——アクティブ・リスニング

彼が言うことに対して、上手に耳を傾けて、反論せず、アクティブ・リスニングをしているという方もいるかもしれませんね。どこかで「傾聴」のスキルや「カウンセリング・マインド」について学んだことのある方もいるでしょうし、もともと人の話を聞くのがうまい方もいますよね。うつ状態の彼の話を聞くとき、さらに確実にきちんとアクティブ・リスニングができるように、ここでそのコツをあらためて見直しておきましょう。

このテクニックは、話し手により快く自分の気持ちを深く見つめて話し続けさせるためのものです。そして、聞き手が話を正しく理解しているかどうかを確認することもできますから誤解が少なくなります。「アクティブ＝積極的に」というのは、ただ漠然と聞いているのではなく、真剣に耳を傾けているということを伝えながら聞くことを意味しています。

言い換え

聞き手の言葉で、良い意味に言い換える。

- 「（こういうこと）があって、（こういう気持ち）になったんだね」
- 「きっと（こういう気持ち）なんじゃない？」
- 「あなたの言っていたのは、（こういう意味）かなって私は思うんだけど」

明確化

あいまいなところをさらに質問して、彼の気持ちや具体的な状況をはっきりさせる、確認する。真剣に聞いているということが伝わる。

- 「それで、そのときいったいどんなことがあってそんなに腹が立ったの？」
- 「そのときどう思ったの？」

共有

聞き手も同じ気持ちであると伝える、同じ状況にいることを伝える。

- 「あなたの気持ち、分かる気がする。私もそういうことがあったよ」
- 「私も失業したとき、そんな気持ちになったよ。誰でもそう思うよ」

このように伝えることによって〈自分だけがこんなことを思っているのではないか〉という相手の孤独感を和らげることができます。また、つらい状況を同じように経験し乗り越えてきた人がいると分かることで相手に勇気を与えることができます。ただし聞き手が自分のことを話しすぎて話の中心がずれてしまわないように注意してください。

●「ええ！　そんなことで落ち込んでいるの？　私なんてさあ……」

アクティブ・リスニングは、相手を励ますことではありません。聞き手が自己弁護的な話をするというものでもありませんし、彼に気持ちを無理やり語らせようとするものでもありません。ただ聞いた話を繰り返すだけのものでもありません。そうするべきときもあるかもしれませんが、それではこの状況において彼の本当の気持ちを知ることはできないでしょう。

では、アクティブ・リスニングではない例を見てみましょう。彼の本音を聞き出せそうですか？

自己弁護

彼「僕しか掃除してないじゃないか！」

あなた「私がいつもやっていることなんて、全然気づいていないくせに！」

彼の世話をする

彼「誰のことも信用できないんだよ！」
あなた「ね、大丈夫だって。きっと良くなるよ。私がなんとかしてあげるから」

説教する

彼「もし学校をやめたら、親は絶対キレるよ……」
あなた「そんなふうに思っちゃ駄目だよ」

オウム返し

彼「この部屋ほんとに汚ねぇな」
あなた「あなたはこの部屋がほんとに汚いって思っているみたいですね」

良い変化を強化する

彼が変わろうとしてくれなくて長い間がっかりし続けてきた人にとっては、ちょっと良い変化が見えたように思っても、大したことはないと思ったり、きっと続かないだろうと思ったりしてしまうのも当然ですよね。もちろんそう考えた方が失望しなくて済むというのも分かります。でもこれは彼の足を引っ張る行為です。何週間も、何カ月も、あるいは何年も、彼があなたとも子どもともほとんど話さなくなって自分の部屋に閉じこもるようになっていたのに、たった一度彼が「次の休みはみんなでどこか行こうか」と言ってくれたからといって素直に喜べないというのも分かります。

でも、彼の言葉を疑ってけなせば、彼が良くなるでしょうか？　むしろ逆です。せっかく良い変化をつくろうとしているのに、そこでつまずいてしまうことになります。こんなときのためにもっと良い作戦があります。漸次的接近（successive approximation）という心理学のテクニックを使います。これは相手がほんの少しでも最終目標に近い行動をするたびに、ご褒美や強化を与えるというものです。サルやハトではよく使われていますし、人間の子どもにも、もちろん大人にも効果があります。何だか餌付けをしているみたいに人を操っているという罪悪感を持つ必要はありません。あなたは彼のためにできるだけ効果的で心地よいやり方で彼の一番良いところを引き出す方法を取り入れようとしているのです。これは二人が良い関係を保ちながらできる方法なので、きっと彼にとっても心地よい方法のはずです。もしもあなたが彼の弱みに付け込んで彼を利用しようとするならば「操っている」ということになってしまいますが、あなたの目的はそんなことではないですよね。

さて、ある行動を変えようとするときに最も強力で長続きする方法は何かといいますと、良い行動を褒めるなどして強化し、悪い行動についてはまったく何もせず無視するという2つの方法のコンビネーションです。「彼が良いことをしていたら見過ごさずに、必ずすぐ褒める」というテクニックの効果は絶大です。彼のうつ的な行動パターンを変化させたかったら、とにかく良い変化を見つけて強化するのです。良い変化というのは、例えばほんのしばらくの間だけうつ的な行動パターンがなかったというのももちろん入ります。ショッピングセンターに行って1時間かかってしまったのに彼が文句を言わなかった！　こんなときもすぐに「あなたが今日みたいな感じで買い物に付き合ってくれるとすっごく嬉しい」と伝えるのです。いつもなら彼がイライラしたりむっつりと黙り込んだりしてしまうところで、そうならないように彼が努力してくれているときがあれば、見逃さずに、しっかりと心に留め、「イライラしないで○○してくれてありがとう。すごく嬉しい」というような感じで彼に伝えてあげましょう。

私のクライエントのエイミーの話を聞いてみましょう。

「私が何か悩みごとを夫のポールに話そうとすると、彼はいつも『お前のここが間違っているからだ』『お前のここが悪い』って感じで、私に駄目出しをしてくるんです。例えば『お前がそんなにたくさんの企画を一度にやろうとするからそうなるんだ』って言ったり。そんなふうに言われたらすっごく嫌な気分なるんです。ただ愚痴を聞いてほしいだけなのに。いつもそんな感じなので、もう本当に言うのも嫌になってきちゃって。これ以上何も話したくなくなります。これは彼がうつのときにもっとひどくなります。たぶん私が落ち込んでいると、もう自分でいっぱいいっぱいだから耐えられない感じなんでしょうね。どうにかして私の問題をさっさと解決して片付けてしまわないと、自分がもっとつらくなるのかも。

最近やっとこのことを話したんです。こういうのはやめてほしい、代わりにこうしてほしいって伝えたんです。彼は気を悪くしているみたいでしたが、でもなんとか分かってくれたみたいです。先週、最近うまく眠れないのって彼に言ってみたんです。そうしたら、彼は優しく慰めてくれました。私の悪いところを挙げて説教しようとはしませんでした。その後それがすごく嬉しかったことと、ずっとそんなふうに言ってほしかったんだっていうことを伝えたら、彼はすごく幸せそうな顔をしていました。

まだ完璧というわけではないんですけど、でもがんばってくれていることが嬉しいってことを彼に伝えたかったんです」

★エクササイズ――彼のやる気をくじかない

以下に、よくやりがちなやりとりの例を示します。彼が変化を示し、女性がその行動を評価し、足を引っ張るようなセリフを言ってしまうというやりとりです。

最初の3つの例を読んでから、4番目の例について自分だったらどうするかを考えてください。それから、あなたと彼がよくぶつかってしまうやりとりを思い出してみましょう。そして彼の行動についてさらに、どうとらえたら良い見方になるのか、彼を褒めて励ますような言い方はないか考えてみましょう。

1. 彼の行動――あなたがお願いすると、彼はなんとかあなたに思いやりを示し、「いつも感謝しているよ」と言ってくれた。

●あなたの心の声による評価――「なによ。いつだって私が言わないとやらないいんだから」

●彼のやる気をくじく――「そうだね。最近は前よりも思いやってくれるし、ありがとうって言ってくれるよね。でもさ、それってカウンセラーの先生がそうしろって言ったから、どうせ嫌々そうしてるだけなんでしょ？」

✍**代わりに、こちらを**

●心の中で、前向きに――「彼はまあ、がんばっている方だと思う。少しずつ良くなっているよね」

●彼へのご褒美となる良い言葉――「前より私のことを思ってくれているのが伝わってきて、すごく嬉しい。出会ったころみたいだね」

2．彼の行動――あなたが頼めば、あなたの家族が遊びに来たとき、彼はなるべく会話したり一緒にいるように努力してくれる。

●あなたの心の声による評価――「いまさらがんばってくれても無駄。前にどれだけがっかりさせられたことか！　やっぱり許せない」

●彼のやる気をくじく――「なによ、いまさら私の家族に気をつかってくれるってわけ？

っていうか、本当はここにいたくないんでしょ。私の家族だってあなたと一緒にいたいなんてもう思ってないから気にしないでいいよ！」

代わりに、こちらを

●心の中で、前向きに――「彼なりに前と違う行動をしようってがんばってくれているんだな。私も昔のことばっかり持ち出しても仕方ないよね」

●彼へのご褒美となる良い言葉――「あなたが私の家族と仲良くしようってがんばってくれて、私のことをすごく大切に思ってくれるのが分かるよ。ありがとう」

3．彼の行動――あなたが彼に子どもを見てほしいと頼んだとき、前より手伝ってくれるようになった。

●あなたの心の声による評価――「手伝ってくれるとはいっても、私のいつものやり方と違うし、かえって手間がかかっているかも」

●彼のやる気をくじく――「前より子どもたちをお風呂に入れてくれるようになったのはいいんだけど、そんな洗い方じゃ駄目よ」

代わりに、こちらを

- 心の中で、前向きに――「彼がこんなに子どものことをしてくれるなんて、今までなかったなぁ」
- 彼へのご褒美となる良い言葉――「あなたが、子どもをお風呂に入れてくれてすごく助かるよ。ありがとう。えっとね、私がこれまでに発見したコツを教えるとね……」

4. 彼の行動――「もう少し私の話も聞いてほしい」とあなたがお願いすると、彼は自分のことしか考えられないという状態にならないように努力して、あなたのことも前より気にかけてくれるようになった。

- あなたの心の声による評価――「私が口うるさくこうしてって言ったから、やっと変わってくれたけど、言わなくなったらもういいんだって思うだろうから、何回も言わないと」
- 彼のやる気をくじく――「まあ、前よりは私のことを気にかけていろいろ聞いてくれるようになったけどさ、私がそうしてって何回も言うからでしょ？　言われなくなったら、どうせすぐ前みたいに自分のことしか考えなくなるんでしょ」

代わりに、こちらを

● 心の中で、前向きに

● 彼へのご褒美となる良い行動

まとめ

うつ状態にある男性の心理状態が、「壊れた鏡」になっていることが分かれば、これまであなたが何気なく口にしたことで、どうして彼が自分の殻に閉じこもってしまったのかということが分かるでしょう。どうしても避けられないこともありますが、ちょっとした工夫でうまく対応できるものもあります。うまくコミュニケーションする基本的なコツをつかみ、彼の「いじけモード」につられないようにすれば、もっとうまく、そして楽に、彼の心に寄り添った会話ができるようになります。さらに、彼にとってご褒美となるように、小さな変化であってもそれが良い変化であれば必ず褒めるなどして強化することを忘れてはいけません。このコツをうまくつかむことができれば、あなたの言動で彼の行動を良い方向へ導いてあげることができるようになります。

第5章 彼の八つ当たりを受け続けないで！
――イネイブリング、共依存にならないために

第4章では、うつ状態の彼をどうやって支えればいいのか、特に彼の感じている痛みにどう配慮すればいいのかについて学びましたね。第5章では、彼を支えることと自分自身を支えることのバランスをどのように保つかについて考えてみましょう。彼を支えながら、同時に自分自身の心身の健康を保つことはとても難しいことなのですが、とても大切なことなのです。そして、これ以上は無理だというリミットを心の中でつくっておくことも忘れてはいけません。

あなたの目的は、彼をうまくサポートすることですよね。彼がずっとうつのままでいても大丈夫な環境をつくることでは決してないはずです。また、うつの彼を支えることに自分の存在価値を見出すという「共依存」のパートナーになることでもないですよね。ここ十数年ほど雑誌や新聞をい

ろいろ読んでいれば、「共依存」について目にしたことがあるかもしれません。彼がずっとうつのままでいても大丈夫な環境をつくる、もしくは「共依存」になる……というのは、あなたが自分以外の人の気持ちや望みを自分のことよりも**優先し過ぎる**場合に起こります。ただ支えようとしただけ、優しくしようとしただけ、好きだから○○してあげただけと思っている場合が多いのですが、**支え過ぎる、優しくし過ぎる、**好きだからとなにかを**我慢し過ぎる**とき、気をつけなくてはいけません。

この2つの違い、真の愛情からくるやさしさと共依存の違いをよく表しているのが、ニーバーの祈り（Serenity Prayer）です。

ニーバーの祈り

神よ、
変えることのできるものについて、
それを変えるだけの勇気をわれらに与えたまえ。
変えることのできないものについては、
それを受けいれるだけの冷静さを与えたまえ。

そして、
変えることのできるものと、変えることのできないものとを、
識別する知恵を与えたまえ。

ラインホールド・ニーバー（大木英夫訳）
（大木英夫『終末論的考察』、中央公論社、23頁）

共依存や「イネイブリング（うつのままでいても大丈夫なようにサポートしてしまうこと）」については、家族療法やアルコール依存の研究からよく知られるようになりました。アルコール依存のケースでは患者のまわりで家族が懸命に本人をかばおうとしていることが多いのです。例えばアルコール依存の母親のケースでは、子どもは母親がまたお酒を飲まないようにと懸命に良い子にしています。夫がアルコール依存のケースでは、酔いつぶれて二日酔いになり仕事に行けない夫のために妻が「夫がインフルエンザになりまして……」と職場に電話をするのです。

今ではこの考え方は、誰かの起こした問題を完全にかばおうとして、自分自身の気持ちもやりたいことも我慢し過ぎるという関係を指すものとして使われています。そしてこの章では、うつになった彼を支えようとするあなたが、自分自身のやりたいことをあきらめ、彼を支えようとし過ぎていないかということをチェックしていきます。もしもあなたがそういう状態になっているとした

ら、それはあなたのことも、彼のことも、そしてあなたと彼との関係さえも壊してしまうかもしれません。

★エクササイズ――イネイブリング（彼がうつのままでいられる環境をつくる）をしていませんか？

彼がうつのままでいても大丈夫であるような環境をあなたがつくっていないかどうかチェックしてみましょう。次の質問に答えながら、あなたの心に浮かんだ気持ちや考えをメモしてください。もし3つ以上の質問に「はい」と答えた場合は、イネイブリングや共依存の恐れがあるということになります。ただし、彼に気を配り、世話を焼くことのすべてがそうではありません。（例えば、あなたに子どもがいるのなら、自分のことよりも子どもの気持ちや状態に気を配り、心配するのは普通だということが分かりますよね。ですから、このチェックリストの結果そのものよりも、「○○し過ぎていないか」ということを振り返る機会にしてください。）

1．自分の生活や人生についての心配よりも、彼の行動や症状について考えている時間の方が長いですか？

2. 彼の機嫌がいいかどうかを常に気にしていて、次はいつ爆発するのか、荒れるのかとビクビクしていますか？
3. 彼の機嫌がいいかどうかで、自分と彼の関係がうまくいっているかどうかを判断していますか？
4. もし自分が彼の世話を焼き、あれこれと気を配るのをやめてしまったら、彼は駄目になってしまうのではないかと考えますか？
5. 彼が不機嫌になったとき、あるいは不満そうにしているとき、それは自分のせいであると考えますか？
6. 彼が仕事を休むときや、誰かとの約束を守らなかったとき、電話をかけて言い訳をするなどの、彼をかばうための行動をとっていますか？
7. ほかの人が「彼、このごろおかしくない？」とあなたに尋ねたとき、「どこもおかしくありません」「怒ってるんじゃないんです」「別に何も隠していません」と彼の状態を隠そうとすることがありますか？

イネイブリングから抜け出すテクニック

1．彼の症状や機嫌は、あなたのせいではない、あなたの責任ではないということを忘れない。
2．彼が考えることも、彼の気持ちも、彼の行動も、あなたにはコントロールできるものではないということを忘れない。
3．あなたには彼を治療し、変えることはできないということを忘れない。
4．彼の機嫌の悪さやひどい行為について、言い訳したりかばったりしない。
5．彼には専門的な治療が必要だということを、あなたがまず認め、受け入れる。
6．できるだけ、彼の機嫌によってあなたの家事や仕事が左右されることがないようにする。
7．「彼のためにできることはここまで！　これ以上はできない！」という限界をはっきりさせておく。この限界をきっぱりと示し、守ること。愛する彼のために何でもしてあげたいと思うのは自然なことですが、必ずしも彼のためになるとは限りません。
8．彼のことについて心配したり悩んだりしてしまう時間をなるべく短くできるように、いろいろな工夫をする。友達とおしゃべりするなど、あなた自身が楽しめることをする。自分の心身の健康に気を配る。
9．自分自身と子どもを最優先して守る。もしも彼の不機嫌さや、良くない言動があなた自身や子どもをひどく傷つけているならば、それをやめてほしいと頼む。それが無理なら離れて暮らすことを考える。

彼が腹を立てて「逆ギレ」するとき

うつになった彼（うつになるということは腹を立てやすく「逆ギレ」してあなたを責めがちになるということ）と一緒に過ごす中であなた自身を守っていくとき、彼の「逆ギレ・スイッチ」が何なのか、逆ギレのパターンはどのようなものかを知っておくことはとても大切です。第4章で話しましたが、彼の「いじけモード」と「神経質モード」があなたをイラつかせてしまうのと同じように、彼の「逆ギレ・スイッチ」もあなた自身を醜く嫌なものにしてしまいます。後から何であんな嫌な言い方をしてしまったのだろうと自分でも分からなくなることもあるはずです。絶対言わないようにしようと決めていたことを彼に向かって言ってしまい、自己嫌悪になることもあるでしょう。子どもがいる方は（特に10代の子どもがいる方は）、言うつもりのなかったことまで言ってしまって後悔するというパターンをご存知でしょう。しかし今あなたが向かい合っているのは子どもではありません。「自分の母親と同じことを我が子に言うなんて！」ではなく、「自分の母親と同じことを夫に言うなんて！」となってしまわないようにしなくてはいけません。

もう一度繰り返してお伝えしますが、一番大切なのは正しいバランスを保ち続けることです。世話を焼き過ぎる（イネイブリングする、共依存になる、我慢し過ぎる）のでもなく、彼に仕返しをしようと攻撃的な振る舞いをしたり無視したりするのでもなく、ちょうど良いバランスのところで自分の気持ちを上手に伝えるというアサーション（自己主張）を行うのです。これはなかなか難しいことです。相手を怒らせることなく、防衛的にさせることなく、自分の正直な気持ち、考え、やりたいことをうまく言葉にして伝えるというのがアサーション（自己主張）です。

★エクササイズ――彼が腹を立てて、「逆ギレ」したときどう応じるか

彼が腹を立て「逆ギレ」したときどう応じたらいいでしょうか。以下にそのヒントを示します。

1. 穏やかな言い方で、彼の言ったことに対してあなたが感じたことを伝えましょう。
2. 言い返して彼を責めたり彼の人格を否定するようなことを言わないようにしましょう。

3. 彼が怒ってあなたに言ったことは正しいことかもしれないけれど、それでもそれをなるべく客観的にとらえて、自分だけを一方的に責めないでほしいとしっかり伝えるようにしましょう。
4. 彼に敬意を示し、親しき仲にも礼儀ありということを忘れないようにしましょう。
5. あなたが「それは正しいと思えない」「それは我慢できない」と感じることをはっきり伝え、譲らないようにしましょう。
6. 「私は〇〇と思う」「私はあなたに〇〇してほしい」「私は〇〇したい」と、「私は」で始まる言い方を心がけましょう。「あなたは」から始まる言い方を避けましょう。例えば、「あなたはこのごろおかしいよ」ではなく、「私はあなたのことが心配です」というように。
7. 彼が何について嫌な気持ちになったのかをはっきりさせるような質問をしましょう。
8. できるだけたくさんの機会を見つけて、あなたが彼のことをとても大切に思っていることと、彼のことを信頼していることを彼に伝えるようにしましょう。

さて、以下に「逆ギレ」の例を示しました。これは男性型うつの人が不機嫌なときによく見せる言動です。それぞれの例には望ましい応答例を付けました。最後の2つについては、例をよく参照し、どう答えるかをご自分で考えて書いてみてください。さらにあなたの彼が不機嫌なときに言いがちな、あなたをムッとさせる言葉を書き加えてみましょう。それについて今ならこう答えられるというアサーティブな（うまく自己主張した）言い方を書いてみてください。

●「どうしてお前はいつも俺の楽しみを台無しにするんだ?」

良い応答例「私があなたの楽しみを台無しにしたって感じさせたのならごめんなさい。そういうつもりじゃなかったの。何かあなたを嫌な気持ちにさせるようなことをしてしまった?」

●「俺はちゃんと自分で金を稼いでいるんだ。自分の好きなことに使ったっていいだろう！それとも、俺が好きなことに自分の金を使ったら悪いって言うのか?」

良い応答例「もちろん、私はあなたに自分の好きなことをしてほしい。だってあなたは私にとってとても大切な人だから。ただ、そのお金は私たち二人のお金でもあるでしょ? だからできれば一緒にお金の使い道を決められたら嬉しいんだけどな」

●「俺と一緒に何かするのが絶対に嫌なんだろう」

良い応答例「ねえ、〈いつも〉とか〈絶対〉って決めつけるのは良くないよ。そんなふうに言われると、私はすごく嫌な気持ちになるよ」

●「いちいち言わなくても分かるだろう？　パソコンのアダルト・サイトを利用しなきゃいけないのは、お前がなかなかその気にならないせいだ」

良い応答例「私があまりあなたの気持ちに応えられないことをあなたが不満に感じているのは分かっているつもりだし、それについてはこの前話し合って二人で考えていこうって決めたと思う。でもパソコンのアダルト・サイトを何時間も利用するというのはあなたが一人で決めたことであって、私のせいにしないでほしい」

●「何を言っているんだ。ばかじゃないのか？　俺がうつ病？　うつ病なのはお前だろう」

良い応答例

●「お前が同じ職場のあの男としゃべっているところをこの目で見たんだぞ」

良い応答例

ここまでという限界をはっきり伝える

彼がうつになり、ナイーブで自分を駄目だと感じやすい状態になると、女性は次の2つの気持ちの間で板ばさみになってしまいます。ひとつめの気持ちは、もしもいろんなことを彼に向かって言い過ぎたら、「あなたはうつで、ぜんぜん役に立たないやっかい者で、薬なしではまともな人生を送れないようなどうしようもない人なのよ」と受け取られてしまうのではないかと不安になります。もうひとつの気持ちは、何でも彼の言うことを聞いて我慢し過ぎたら、彼はずっとうつ病のままでいるのではないかという不安です。彼が「はだかの王様」のように裸で町を練り歩いて人から笑われているときに、「あなたは立派な服を着ているわ」と言うわけにはいきません。しかし、本当の気持ちを言おうとすると自分が嫌な女になったように感じてしまいます。だからといって言いたいことをすべて我慢していると、「うつ病の味方」になったように思えてくるかもしれません。

さらに難しいことに、このような状態にある男性は、意識的あるいは無意識的にあなたに見て見ぬふりをさせ、大切なところにはあえて触れない方がいいのだと思い込ませてしまう傾向がありま す。「なんでいつも、こういう嫌なときに言うんだ」「どうしていつもいつもそういうことを言うんだ」「なんでそういう嫌な言い方をするんだ」「どうしていちいち俺のすることに口を出すんだ」とあなたに向かってキレて、最後には「お前は本当にひどい女だ」と吐き捨てるように言うことによって、何も言わない方が良かったとあなたが思うように仕向けるのです。

言動

時には「愛のムチ」こそが、最も相手を思いやる行動になることがあります。あなたがうつ病の味方になり過ぎないようにしてくれますし、うつになった彼の言動がひど過ぎるものではないか、彼は客観的で冷静なものの見方ができているかを正しく見定めるための力を与えてくれます。

彼の言動が、彼にとっても、あなた自身にとっても、家族みんなにとっても、心を傷つけるようなひどいものであるときは、はっきりと「これ以上は駄目」という限界を設定して伝えなくてはいけません。それはあなたの義務でもあります。私のところにカウンセリングを受けにきていたクリスティーはどうしたかをお伝えしましょう。彼女の夫のアンドリューがうつになり、何カ月も何もしないで、どんどんひどくなっていくとき、彼女は彼のそばにいました。彼の機嫌は悪くなり、彼女に向かってキレて、子どもにやつあたりして怒鳴り、彼女が何をするにもどこへ行くにも口を出すようになり、引きこもりがちになって、仕事でもよくミスをするようになりました。二人の関係をなんとか元に戻そうと夫婦カウンセリングも受けましたが、彼はやはり彼女に向かってキレてばかりだったのです。

「うつ病」と診断されることを極端に恐れる多くの男性と同じく、アンドリューもうつ病であることを決して受け入れようとしませんでした。クリスティーはとうとう勇気を奮い起こして、「これ以上は駄目」という限界と今の現実を彼に伝えたのです。

「ねえ、アンドリュー。あなたは絶対に認めようとはしないけど、あなたはうつ病だと思うの。私にも分かるし、子どもたちも分かってる。カウンセラーさんもそう言っていたでしょう？　もうこれ以上あなたのひどい状態に耐え続けることはできません。病院に行って抗うつ薬を飲んできちんと治療を受けてください。それができないなら私たちはこの家を出ていきます。あなたのことを嫌いになったわけではないし、あなたが私たちにとって本当に大切な存在であることに変わりはないのよ。でも、あなたがこれから私たちのために治療を受けてくれないのなら、それも変わってしまうかもしれない」

アンドリューはこれに対してキレて、怒鳴り散らし、絶対に病院なんか行くもんか、お前たちが家を出ることは許さないと抵抗しましたが、その後きちんと病院へ通って服薬してくれるようになりました。４週間後、抗うつ薬の効果が出てきて、アンドリューは「自分があのときなんであんなことを考えていたのか、なんでお前たちに対してキレてばかりいたのかさっぱり分からないし、信じられない！」と言うようになったのです。

マインド・ゲーム（操るための駆け引き）

家族を直接ひどく傷つけるような言動に対して「これ以上はできません」という限界を設定することも大切なことですが、さらに彼があなたを操るためにあなたに気づかれないように使っているマインド・ゲームを見破って、操られないようにすることもとても大切なことです。

ローザのケースを見てみましょう。ローザは18歳の少女です。1年前、彼女が付き合っていた恋人に別れ話をしたとき、彼は橋から飛び降りて自殺しました。ローザの父親、ローリーは男性型のうつ病のパターンにはまり込んでいて、長い間いつもイライラしてまわりに対してキレてばかりでした。恋人の自殺から1年過ぎたある日、ローザは父親と車の中で言い争いをしました。父親がいつも自分の思い通りにならないと気が済まないことについてローザは強く文句を言い、父親もまた激しく言い返しました。そして、父親は急ブレーキを踏み、車を道路のわきに寄せてドアを開け、勢いよく車から飛び出し、大声で「銃で自分を撃ち殺した方がましだ！　死んでやる！」と叫んだのです。

ほんの1年前に恋人を自殺で亡くした少女に向かって「銃で自分を撃ち殺した方がましだ！　死んでやる！」と告げると、少女がどんな気持ちになるか、皆さんにもお分かりでしょう。彼女の心には癒すことのできない傷がつき、精神状態はとても不安定になってしまいます。実際にローザはそう言われてぼうぜんとなり、あらぬところに目を向けたまま、何ひとつ言わず涙を流しました。

このローザの父親であるローリーという男性は、ローザを黙らせて自分に同情的な気持ちを持たせようとして意図的にこんなことを言ったわけではありません。しかしこのようなパターンは、うつ病男性が誰かに対してキレたときによくやりがちなものです。ローリーは、「お前が言っていることは、私にはどうすることもできない。自殺すると言う以外にお前を黙らせるためのまともな話し方が分からない！」と自暴自棄になって、ひたすら自己防衛のために自殺すると口にしたのです。このように、うつ病になると人はささいなことでも「どうしていいかまったく分からない危機状態」であると認識しやすくなり、望みを失って自暴自棄になり、なんとかして危機を避けようとして、健康な状態であれば絶対にしないはずの言動をとってしまいます。

もしあなたのそばにいる男性がこのように自殺をほのめかしたときは、以下のようにはっきりと伝えるべきです。「あなたがどれだけキレたとしても、落ち込んでいたとしても、私に対してムカついたんだとしても、今後は絶対にそういうことを私に言わないで！」と。

「脅迫」せずに気持ちを伝えよう

これ以上は駄目だという限界を彼に伝えることはとても大切です。そして、そのときにどのように伝えるかということはさらに重要です。できるだけシンプルかつ分かりやすく伝えながら、彼がそれを受け入れてもいいという気持ちになるような効果的な言い方をしなくてはいけません。そのために、分かりやすいだけでなく、彼が責められていると感じて防衛的にならないような言い方ができるといいですね。もちろんこれは簡単なことではありませんし、いつも気持ちを抑えてより良い言い方ができるという人はなかなかいません。けれども「彼の心に近づきながら、自分自身をきちんと守る」というあなたの最終目標を達成するためにいろいろ工夫することはきっとプラスになるはずです。

感情のハイジャックに気づく

うつ病の男性がどのような行動をとりやすいかを予測しておくことはとても大切です。これに関する最新の神経化学分野での研究を見てみましょう。

扁桃体は、大脳辺縁系にあるアーモンドのような形をした小さな器官ですが、これが脳の中で主となって感情の働きをつくりだしています。この扁桃体は危険が感じられたときにアラームを鳴らしてくれるホームセキュリティのような働きをします。つまりある出来事が起こり、それが「ここまでは安全だ」と私たちが思っているラインを超えると判断された場合、扁桃体は激しくアラームを鳴らし、「危険だ。通常通りの対応ではいけない」と知らせてくれるのです。脳がある状況を

「心の危機である」と判断すると、それを扁桃体に伝えます。扁桃体はそれについて「どのくらい危険なものか」をチェックします。扁桃体は過去の記憶をサーチして、これまでの不快な感情やつらい感情を引き起こした状況と似ているかどうかをチェックします。「これはあのときのパターンと似ている！　傷つくかもしれない！　危険だ！」と判断された場合、辺縁系がパワー全開になるのです。

ですから、うつ状態にある彼があなたの言葉や振る舞いを見て、勝手に「もう俺のことを好きではないんだ」「俺を駄目なやつだと思っているに違いない」「俺と別れるつもりだ」と思い込んでしまった場合、彼の脳は「心の危機だ！　危険だ！」と判断し、新皮質を飛ばして高速のショートカットを通じて扁桃体に伝えます。このように彼の脳が危険を察知すると、ただちに「非常事態宣言」が出されます。ふだんは新皮質が慎重な行動を選んでいるのですが、危機においては扁桃体があっという間に脳と身体すべてを支配します。ここで飛ばされてしまっている新皮質こそが、実は最も進化した認知と判断を行っている場所なのです。この新皮質は、「非常事態宣言」を前にして、扁桃体への近道によって飛ばされ、働くことができなくなるのです。

現代では、良い意味でも悪い意味でも、私たちは洞窟の外に潜むサーベルタイガーから、駐車場の怪しい男まで、さまざまな危険を察知する能力を持っています。さらに、自尊心を傷つけられる恐れがあるときも、例えばばかにされたときも、それを「危険」としてとらえます。また、心から大切に思い、愛している相手に対しては、誰もが傷つきやすくなります。すぐに悪い想像をしてしまいがちなうつ病の人は、なおさら愛する人との関係の中で傷つきやすいといえるでしょう。

うつ病のために感情的になりやすくなっているからといって、すぐにキレられたり落ち込まれたりするのは、仕方ないと受け入れられるものではありませんし、そんなこと言われてもどうしたらいいのとあなたは思うかもしれませんね。でも、うつになると脳の仕組みがそのようになってしまうのです。だからこそ彼の脳に「危険だ」と感じさせないように、脳内で「非常事態宣言」が出ないように、脅迫的ではない言い方を見つけ、「壊れた鏡」にならないように注意することがとても大切になるのです。あなたが上手な言い方で伝えられるよう努力することで、彼もまたあなたのために努力してくれるようになるのです。

★エクササイズ――「○○を変えてほしい」とお願いする

彼に何かを頼むとき、このような理由でこうしてほしいのだということをダイレクトに、彼の気持ちも尊重しながら伝えるための良い方法があります。これを「変化の要求」モデルとしましょう。特にここでは、「私は～」という言い方を使うことによって、具体的で、相手を責めるのではなく冷静に、自分の気持ちを中心にして言いたいことを伝えるようにします。逆に「あなたは～」という言い方をすると、相手を攻撃し、責めているように感じられやすいのです。特にうつ状態の男性は過敏になっていて「責められている」と感じやすい状態にあります。ですからなるべく「あなたは～」と言いたいところでも、「私は～」という言い方に替えて具体的な行動に絞って伝えることによって、彼が受け入れやすいメッセージにすることができます。

それでは以下の例を読んでから、あなた自身の言いたいことを3つノートに書いてみてください。さらに彼に新しい伝え方を練習していることを教えてその言い方を試し、彼がどう思ったか聞いてみると良いですね。

次の4つのフレーズを使って「私は～」メッセージをつくる練習をしてみましょう。

1．あなたが［（彼の行動）］するとき

2．私は［（自分の気持ち）］という気持ちになります。

なぜなら［（詳しく具体的な理由）］だからです。

メモ――「なぜなら」という言葉を使って理由を一緒に伝えることによって、彼はあなたがなぜそういう気持ちになるのかをよりよく理解できます。

3．私は、できればあなたに **（彼にしてほしい行動）** してほしいと思っています。

4．もし、あなたがそうしてくれたら、私は **（彼の利益になること）** したいと思っています。

それぞれのフレーズは、この順番通りでなくてもOKです。大切なことは、彼を責めようとするのではなく、**あなたの気持ち**を中心にして話すことです。少し例を示しましょう。

●「あなたが夕飯時に長電話をするとき、私はムッとしてしまうんです。なぜかというと、あなたが私と会話を楽しみながら夕飯をとりたいと思っていないと感じられるからなんです。私はできれば、あなたが電話をくれた人に『夕飯の最中だから終わってからかけ直すよ』と言ってくれたら嬉しいと思っています。もしそうしてくれたら、夕飯時の長電話の後にグチグチ文句を言って嫌な思いをさせることはないと思います」

●「あなたが約束の時間に帰らず、遅れるという電話もないとき、私はあなたが事故にでもあったんじゃないかと思って心配になるんです。私はできればあなたが、帰りが遅くなるときに電話をしてくれたら嬉しいと思っています。もしそうしてくれたら、帰ってきたときいつもみたいな嫌な態度をとることはないと思います」

それではあなたが彼に伝えたいと思っていることを3つ書いてみましょう。

●

●

はっきり責めるトーンを控え、柔らかく

仲の良い夫婦やカップルは「心配しなくていいんだよ。私はあなたのことが大好きだし、あなたは私にとってとても大切な人なんだよ」というメッセージを実際に言葉として伝えたり、言葉のニュアンスとして伝えたり、しぐさや態度、声の感じ、ささいな行為を通じて伝えています。この大切なメッセージがしっかりとお互いに伝わっているカップルならば、相手のある行動を変えてほしいと思っているときに、別れの不安を感じたり傷つけ合う心配をすることなく、「あなたがそういうことをするの、私はあまり好きではないんだけど。できればこうして変えてもらえると嬉しい」とすぐに伝えることができます。ふだんから相手に愛されていると感じることができれば、二人の関係が終わってしまうのではないかと不安になることなく、相手の変化を求めるメッセージを受け

入れることができるでしょう。自分は愛されているという感覚が、ささいなことを「心の危機」であるととらえて過剰に反応しないためのブレーキの役目を果たし、辺縁系が活性化されることはありません。

しかし、すぐに最悪の事態を想定しがちな男性型うつの人にとっては特にそうなのですが、「イライラスタートボタン（negative start-up）[12]」から会話が始まると、誰もがたいていカチンときます。例えば、「どうしてあなたは一回もこの部屋を掃除してくれないの？」というような言葉がイライラスタートボタンになります。あなたがこう言うのは家事の分担が不公平だと腹を立てているときですよね。このセリフを言うときはイライラした口調になりますし、彼がいつも何もしてくれないと彼を責め、彼の行動がすべてどうしようもなく駄目なものであるかのような言い方になりがちでしょう。どうしてと言いながらもそれは質問ではなく叱責になっています。彼をばかにしたような声のトーンになり、悪口として彼に伝わるので、たいてい彼は腹を立てて逆ギレするか、むっつりと黙り込むことになります。

これに対して、「柔らかスタートボタン（softened start-up）」を見てみましょう。先ほどのセリフも、柔らかスタートボタンを使うと「あのね、この部屋がなかなか片付かなくて、このごろ私すごくつらい気持ちなの。もしよかったら、ちょっとここに座って、何かいい方法はないか相談に乗ってくれたら嬉しいな」という感じになります。「私は〜」で始まるメッセージが使われ、彼を責める感じがなく、ひとつの問題について具体的に話しています。そして、一緒に解決したいという協力的な気持ちが伝わります。絶対とは言えませんが、柔らかスタートボタンを使った方がはるかに高い確率で、彼が協力的になってくれることでしょう。彼が本当にひどいうつ状態で、過敏になっていなければ、もしくはあまりに不機嫌な状態でなければ、このような柔らかい言い方を「自分の男らしさを傷つけるもの」として受け取る危険性はかなり少ないでしょう。

メッセージを和らげるためのいろいろな工夫

彼に対してこうしてほしい、これをやめてほしいと伝えるときに言い方を工夫するのと同じように、間接的な工夫をいろいろと取り入れるのも効果的です。仲の良いカップルは自然に雰囲気を和らげ、相手を安心させるための行動をとっています。これを意識的に使うことで、言いにくいことを伝えようとするときの二人の関係を良いものに保つことができます。

ひとつめの工夫は「それでも、あなたのことが好きだから」作戦です。はっきりとそう伝えるわけではありませんが、いろいろな言動で「今私たちは嫌なことを言い合っているけれど、それでも私はあなたのことが好きだから」というメッセージを相手に伝えます。

●ボディ・タッチ——相手を大切に思う気持ちを込めて、体に優しく触れる。例えば、腕をさすったり背中を優しくなでる。
（メッセージ「こういうふうに言っていても私はあなたのことが好きです」）
●**コーヒータイム**――激しい言い合いや、無視し合っているようなときに、席を立ち、自分自身と彼のためにコーヒーを入れ、クッキーを持ってくる。
（メッセージ「あなたのことが大切だから」）
●**「かわいいね」「素敵ね」**――言い合いを一休みして、赤ちゃんや庭などに目をやって、二人の間にある良いものに注意を向ける。
（メッセージ「私たちのこれまでの人生の中で二人で一緒につくってきた良いことがいろいろあるよね」）
●**自分につっこむ形のユーモア**――自分を使った軽いジョークを言ってみる。例えば、彼にもっと自分で片付けてほしいと言いたいときに、「私だって家をキレイにするのはマーサ・スチュアート（訳注――カリスマ主婦として有名）みたいにできないけどさ……」と付け加えるなど。
（メッセージ「これは私たち二人で協力して取り組むことだよ」）

2番目は「とにかく嫌なムードをさらに悪くしない」作戦です。うつ状態にある彼がついあなたをいら立たせたり怒らせたりするような行動をすることはよくあります。しかし、これを上手に無視するのがこの作戦です。仲の良いカップルは実はよくこの作戦を使っています。ただし、あまりに重大な言動や、あなたを傷つけるようなひどい言動に関しては無視してはいけません。それでは彼をイネイブリングすることになってしまいます。それほど大事なことでなければスマートに無視することもできますし、彼の怒りの矛先を少し違う方へ向けることもできるかもしれません。

●**現在の話だけにとどめる**――このことについて話し合わないといけないとあなたから彼に話を持ちかけると、彼は黙り込んだりあなたが悪いのだと責めたりしますよね。このとき我慢強く穏やかな口調をキープして、話し合いたいテーマだけに焦点を絞りましょう。こういうとき、昔の話を持ち出したりほかの事についてもあれこれ文句を言い出したりしがちですが、せっかくの話し合いの効果がなくなってしまいます。「今このことについて話し合いたいから、話を戻そう」と彼に優しく伝え、これについて話すのだと決めたことだけを話し合うように、彼をリードしてあげてください。

●**最後の一言をあきらめる**――言い合いをすると、なんとかして最後の捨てゼリフを言ってやろうとする人は多いものです。あなたも彼も、そんなふうに自分こそが最後に相手を黙らせるようなセリフを言おうとがんばっていると、終わりのない口げんかに突入してしまいます。あなたが最後の一言をあきらめて、彼の最後の言葉を聞き流すことができれば、口げんかはすぐに終わるでしょう。

例　カップルが言い争っています。女性が男性に「あなたは自己中（自己中心的）よ‼」というと、男性は立ち去ろうとしながら「どっちが自己中だ！　昨日の夜だってお前の好きな映画を見させられたのに！」と捨てゼリフを言います。ここでぐっとこらえて何も言い返さないでいられるとスマートな女性になれます。彼が最後の捨てゼリフを決めたからって彼の方が偉いというわけではありませんよね？

嫌なことを言われても気にしない――うつの男性とうまく心が通じるようなやりとりをしようとするとき、「嫌なことや傷つくようなことを言われても、ストレートに受け止めず、気にしない」という非常に難しいことをしなくてはいけません。しかし、ここでも忘れてはいけないのは、あなたの目的は彼に仕返しをすることではなく、あなたが伝えたいと思っていることを効果的に伝えることです。彼があなたに対して嫌なことを言ったとしても、それは彼の言い訳であって、それに対してあなたが伝えるべきことを言うのをやめてしまう必要もありませんし、やり返す必要もないのです。

例　彼がひどく不機嫌な様子で食卓に着き、「このチキンは焦げているじゃないか」と文句を言ったとします。このとき言い返す必要はありません。ただ不機嫌にさせておけばいいのです。この不機嫌は、あなたが相手にしなければ勝手に治まることが多いものなのです。

●**一人にさせてあげる**——彼が黙り込んで、自分の殻に閉じこもってしまったとき、最も効果的な古典的作戦があります。それは、「一歩下がって彼から距離をとって、彼に一人の時間と空間を与える」というものです。仲の良いカップルは、よくこうして彼が不機嫌になると彼からしばらく距離をとって嵐が過ぎるのを待つようにしています。この作戦では、問題解決をするわけでもないですし、心の奥にある気持ちを見つめて話し合うわけでもないですし、二人の間にある問題を直接どうにかしようとするわけでもありません。けれども、ときどきこうして彼から距離をとることによって、二人の間の緊張状態をほぐすことができます。

例　あなたは、彼が飲み会でお酒を飲み過ぎることに文句を言うとします。本当にやめてほしいと頼むと彼は、「ばかなこと言うな。お前と話しても無駄だ！」と言い捨てました。さて、こんなときどうすればいいかというと、ただ待つのです。彼を追いかけて正論で追い詰めたとしても、彼はお酒をやめませんよね。その後すぐ言い返すことなく彼を一人にしておくことによって、彼はそのテーマについて自分で考えることになります。

二人の協力関係を強調する

もし私がうつの男性のパートナーのための権利書を作るとしたら、「うつ男性のパートナーは、二人で協力してチームとして問題解決に当たることを彼に要求する権利がある」という一文を必ず入れるでしょう。

二人の協力関係（twinship）は自己心理学の分野で使われている言葉です。(33) 例えば、クラブやサークルなどで一致団結し、自分と相手がまるで同じ人間であるかのような気持ちを持つことによって、「自分はこういう人間である」と自信を持つことのできるような相手との関係性を表す言葉として使います。言い換えると、人は自分の人生において、自ら選んで親密に接している人と自分に似ているところがあり、同じように大切な経験を共有していると思いたいものなのです。これをうつ状態にある男性に対して応用すると、彼がうつであったとしても、自分の不幸をあなたのせいにするだけではなく、彼も同じように二人の関係を良いものに保つための責任がある、あなたと彼はその責任を共有しているのだとあなたは彼に求めることができるということです。彼にはそのための努力をする義務があるのです。つまり、彼がうつになったときあなたが彼に「これから私はあなたがうつ病を克服するのをサポートしていくよ。二人の関係ももっと温かいものになるようにがんばる。だからあなたも私を傷つけたりしないこと、約束を守ること、そして二人で一緒にあなたのうつの克服をすること、二人の関係を良くするために努力することを約束してくれる?」と彼に言ってもいいのです。そう告げることは二人の関係におけるあなたの当然の権利なのです。

次の練習問題は、うつ状態にある彼に対して、あなたがきちんと公平に、こういうことならばできると提案するためのものです。彼自身もしっかりと自分自身でうつを良くするために努力しているのならば、あなたもたくさんのことを彼のためにしてあげてもいいでしょう。しかし、もし彼のうつのためにがんばっているのがあなただけだとしたら? 彼のために多くのことをしてあげるのは間違っています! 逆に、あなた自身は何ひとつ変わろうとせず、一方的に彼だけに変わってほしいとばかり言うのも横暴です。そうではなく、うまく「二人一緒に取り組んでいく!」と約束することができれば、それだけでもチームによる治療過程が始まっているといえるでしょう。

(注意——この、二人で公平に約束するというルールは、次の場合には適応されません。もし彼があなたに暴力を振るう、言葉でひどいことを言ってあなたを傷つける、浮気をする、薬やアルコールに依存するという行動のいずれかを行っている場合はこのルールを使ってはいけません。少し行動が改善されたからといって、あなたが彼のために何かをすると約束する必要はないのです。もともとこのようなことを決してしないということが公平な正しい関係だからです。彼の行動が改善されたときにご褒美として与えてよいたったひとつのものは、「子どもたちの前で私を怒鳴ることをやめてくれてすごく嬉しい」という褒め言葉だけです！）

次のエクササイズをひとつのサンプルとして使ってください。そしてあなたのオリジナルをつくりましょう。うまくいきそうなものを残して、これはちょっと駄目かなというものを外し、さらに必要なものがあれば付け加えてください。もし彼がこのことについて冷静に話し合えるようであれば、一緒に検討してください。

★エクササイズ――私からの約束

私がいつもあなたのことを大切に思っていること、あなたを好きだということがきちんと伝わる優しい話し方ができるように最大限の努力をします。

あなたに変わってほしいところがあったら、あなたの人格すべてを否定するような悪口や文句を言ったりしないで、具体的にそのひとつの行動のことだけをあなたに伝えて、冷静に話し合います。

もしあなたも一緒にやってくれるのなら、私はあなたがうつを克服するために役立つようなことをいろいろ勉強して試してみます。

もしあなたも一緒に努力してくれるのなら、あなたがうつ病であることをきちんと受け入れて、あなたを責めることなく、うつ病治療に一緒に取り組みます。

もしあなたも一緒に努力してくれるのなら、あなたのうつ病が良くなるように、私はこれまでの生活パターンをできる範囲で変えます（週に何日くらいお酒を飲むかとか、習い事や友人との集まりに行く回数、買い物や映画などの楽しみをどうするか、二人でエクササイズにいく頻度など）。

あなたがうつ病を克服するまでサポートすることで、時間もお金もエネルギーもかなり使うことになりますが、その１００パーセントが私とあなたがこれからも良い関係で人生を共にしていくために必要かつ大切なコストだと考えます。

私はあなたがうつを克服できるように、そして私たちが良い関係でいられるように全力でがんばります。本で□カ月やってみるようにと勧められていることは取り入れるつもりです。カウンセラーが□カ月こうしてほしいと言われた期間についても、努力したいと思っています。けれど、もしそれ以上を過ぎて、あなたに何の変化も見られなかったら、あなたと別れるか、それともこのままそばにいるかをあらためて考え直します。

（あなたの名前）	年　月　日
（彼の名前）	年　月　日

まとめ

うつの彼のそばにいるとき、彼を傷つけないようにして、彼を思いやるように心がける一方で、うつ病だからといって何でも許し過ぎたり受け入れ過ぎたりしないように、自分を犠牲にし過ぎないように注意しなくてはいけません。あなた自身のために、そして彼のために、彼とあなたとの関係を良いものに保つために、「ここまではしてあげられるけれど、これ以上は我慢できません」という限界を決めておき、彼にきちんと伝えることは、あなたの義務でもあります。彼が逆ギレしてあなたを一方的に責めたり、自暴自棄になったり、あなたをコントロールするような行動をとらないよう、うつ病だからといって許されることがないよう、しっかりと公正なリミットをつくっておいてください。そしてこの限界が、彼を見捨てるようなものではなく、彼のことを好きだからこそ、彼を大切に思うからこそ必要なのだということを上手に伝えるためのコツがいろいろあります。それを活用してください。また、彼のうつ克服のために、そして二人が良い関係でいられるように、「二人一緒にチームで取り組む、二人とも努力する」ということを彼に求めることは、あなたの当然の権利だということを忘れないでください。

❖第6章 彼が治療を受けるための手助けをする——カウンセリング、心理療法

これまで男性のうつ病について学んできました。そして、それに対して理解を示しつつも、「これ以上は駄目」という限界設定をするためのさまざまな方法についても見てきましたね。次に大切なことは、うつ病の治療方法のいろいろな選択肢について理解すること、そしてパートナーにそれをうまく勧めることです。

この本はうつ病男性のための治療マニュアルではありません。うつ病男性のパートナーであるあなたをお手伝いするための本です。うつ病を治療するための可能な選択肢すべて（心理療法、薬物療法、行動療法）をできる限り理解することが、あなたにとって大いに役立つことでしょう。さまざまな治療法のどれが彼の症状に一番合うのか分かりませんから、いろいろな選択肢があることを

知らせることができると良いですね。第6章と第7章で、最も大切な治療方法についての基本的な知識を身につけていきましょう。

第6章では、特に男性型うつ病を緩和するための最近の治療法について見ていきましょう。薬物療法、そのほかの身体にアプローチする治療（栄養療法、代替医療など）、医学的介入については第7章で扱います。本章では、心理的、行動的、対人的な介入について見ていきます。

持っている力を思い出させる

私の偉大な師である有名な精神科医ミルトン・エリクソンは、「人は多くのことについてどうしたらいいかを知っている。しかし、自分がそれをすでに知っていることに気づいていないのだ」と言いました。うつ病治療のために、新しい治療方法を試してみるのも良い方法ですが、すでに持っている力を生かす方法を忘れてはいけません。その方法とは過去の成功体験を思い出させることです。ここでいう成功体験とは、大げさなものではなく、過去にうつ状態をうまく切り抜けたときのことであり、難しい状況に直面したときにある程度前向きな姿勢を保つことができたときのことです。体がだるく、やる気も出ないにもかかわらず、がんばって運動しようとしたときのこと。あるいは誰かに心を開いて自分の気持ちを打ち明け、心が少し軽くなり、「自分は一人じゃないんだ」

と感じることができたときのことでもいいのです。

うつの男性に対して治療を始めるときは必ず、それがどんな治療法であっても、私は次のように尋ねるようにしています。「これまでにうつになったとき、うまく対処できたなと思うのはどんなことですか？」この答えはその人独自のやり方であることが多いのですが、彼をうつモードから引っ張り上げるためのスキルが、過去の行動パターンの中にすでに多く存在していることが分かります。彼はただそれを忘れてしまっているだけなのです。心の痛みやストレス、脳内の神経伝達物質の変化のために、過去の情報が保管されている記憶の倉庫へのアクセスが一時的にブロックされているのです。

あなたの中にも彼の中にも「こういうふうにしたらうまくいく」という良いやり方がたくさん眠っているはずだということを忘れないでください。ただ自分の中にそういう良いやり方に関する知識がすでにあることに気づいていないだけなのです。彼にもそのことを教えてあげてください。必要であれば何度でも。「あなたのこういうところがすごく好きなんだよ」「これまで人生の中でいろんなものをあんなふうにも、こんなふうにも、乗り越えてきたよね」と伝えてあげてください。

ベーシックなやり方

これから紹介するエクササイズは、うつ気分とうつによる行動から抜け出すためのベーシックなやり方です。この章ではこのエクササイズについて詳しく学んでいきましょう。

★エクササイズ――うつに対処するための方法

次のリストの中からあなたが彼に提案できそうなもの、そして彼が無理なく受け入れてくれそうなものを探し、ノートや手帳にメモしてください。あなたにとって話しやすいやり方で、そして彼にとっても聞き入れやすいと思われるやり方で彼に話してみてください。

例えば彼にこのリストを見せて、役立ちそうなものを一緒に見つけるというやり方もあります。また、彼に運動を勧めるために「ねえ、一緒に運動（泳ぎに行く、バレーボールをする、散歩をするなど）してみない？　きっと楽しいんじゃないかな。どう？」と誘うのもいいですね。彼が車庫の片付けといったやるべきことを「絶対にできっこない」とあきらめかけているとき、次のように声をかけることもできます。「小さく分けてやることにしたらどうかな。まず土曜日は全体をざっと見て要らないものを片付けようよ。1時間くらいでできるし。来週末にはまた1時間使って小さい道具やネジ入れなんかを整理しようよ。週末ごとに1時間ずつやっていけばいいじゃない。そうすれば6週間ぐらいで楽に終わるよ」。

うつに対処する方法リスト

- 運動をする！　運動が良いという理由は数え切れないほどあります。運動はうつにとって非常に良いアプローチです。
- 彼にとってやりがいがあり、満足感を感じられるような活動、人付き合いを探しましょう。または以前にやっていたことを再開してみましょう。気分が乗らないときでも、少しずつ自分を励まして活動や付き合いに参加しましょう。
- 達成可能な目標をつくりましょう。気分はすぐには良くならないことを忘れないように。ちょっとずつ良くなるのだと考えましょう。ほんのささいな改善でも喜び、祝いましょう。毎日少しずつ良くなっているのです！
- 誰かの役に立てることを見つけましょう。子ども、知人の子ども、職場のスタッフ、ホームレスの人々、友達など。これが彼にとっての大きな助けになります。人のためだけではなく、本当の意味で自分のためになることなのです。

●大きな仕事を小さな課題に分けましょう。家の中すべてが散らかっていると思うことほどうんざりするものはありません。今日はこの一部屋、今日はこのコーナーというように部分に分けて考えてみましょう。

●誰かと一緒に過ごす、誰かを信頼する、家族や友達の手助けを受け入れるように努力してみましょう。彼にとって大きく役立つでしょう。

●アンヘドニア（喜びを感じられない状態）が彼の敵です。少しでも嬉しい、楽しいと感じられるような活動や人付き合いを見つけましょう。

●強いうつ症状があるときに、重大な決断をしないようにするべきです。特に自分の命を絶つという取り返しのつかない究極の決断はしてはいけません。うつ気分は脳の働きを低下させます。そういう状態で決断したことは信頼できるものではありません。

●心の中で自分に向かって、自分自身について、自分と人とのかかわりについて、将来について、どんなふうに言い聞かせているか、どんなふうに考えているかを自覚しましょう。そして、それが本当に正しいのかを考え直してみましょう。これは最も大切なことです！

●「嘘でもそういうふりをしていたら、本当になる」というやり方を取り入れましょう。運動したり、子どもたちと遊んだり、車の中を片付けたり、やる気が起きなかったとしてもとにかくやってみるのです。うつ病ではないかのように振る舞えば、うつ病ではない状態にどんどん近づいていくのです。

新しいストーリーづくりが持つ力

自分の生活について、人とのかかわり方について、どんなストーリーとして自分に言い聞かせているかは、気分、症状、行動に影響を及ぼし、それを台無しにしてしまうこともあれば、改善してくれることもあります。そのストーリーのせいで彼が何かをもっと避けようとしたり、さらに自分の殻に閉じこもったり、良くない行動をとってしまう可能性は大きいものです。あるいは逆に、そのストーリーがうつ病のもたらす苦しみを新しいやり方で乗り越えさせてくれる可能性もあります。

否定的なストーリーはうつ誘発思考（depressiogenic thinking）として知られ、ちょうど発がん性のある物質ががんを引き起こすように、うつ病を引き起こす自己対話のパターンがあることを意味します。[30]

要するに、セリグマンのいうところの柔軟な楽観主義（flexible optimism）を獲得できるように彼を援助してあげればいいのです。セリグマンの研究から、楽観主義はそれが現実に即したものである限り心理的に健康な考え方であるということが分かっています。ですからそれに基づいて援助を行うことになります。仕事上でうまくいかないことがあったときそれを自分のせいだとする男性は（「俺がばかだから」）、そのためにより落ち込んでうつになります。このようなケースでは、治療として本人の力で変えられるものに関するストーリーを新しくつくります（「この仕事の分野でもっと良いスキルを身につければ、俺は会社にとってよりかけがえのない人材になる」）。

あなたが彼の中にあるストーリーを変えることはできません。それは彼自身にしかできないことです。しかし、彼の心の中にあるストーリーが彼の気分、態度、行動に対してどれだけ強力な影響力を持っているかということを知っておくことは、あなたにもできます。この仕組みを理解することによって、あなたが彼に肝心なポイントで「こう思っているんだね」とちょっとしたフィードバックを伝え、影響を与えることができます。そうすれば、彼は自分のストーリーを別の角度から見つめ直すことができるでしょう（この部分については、本章の後のセクション「あなたができること」のところでもっと詳しく話します）。

うつ病に対する心理的介入として最もよく研究され、実際に使われているのは認知行動療法です。この治療法は次のような理論に基づいています。すなわち、人が自らの人生において起こる出来事をどのようにとらえるかということが、気分、感情、そして結果的には行動にまで直接的な影響を与えるという理論です。この治療法には2つの戦略があり、そのひとつは不合理な信念（自己対話、認知、物語）を見つけ出し、それを変えること、もうひとつは症状の軽減と自己成長につながりそうな新しい行動を身につけることです。

あなたができること――彼にセラピーを勧めましょう。バーンズの『フィーリングGoodハンドブック』[30]（星和書店）、セリグマンの *Learned Optimism: How to Change Your Mind and Your life*[42]、ヤプコの *Breaking the Patterns of Depression*[20]、マッケイ&ファミングの *Self-Esteem* などの認知行動療法を使ったセルフヘルプの本を読むように勧めてみましょう。

証拠

セリグマンは4つの基本的なやり方を示し、本人を悩ませるレッテルやストーリーにどのように対抗するかを説明してくれました。そのひとつが証拠です。ネガティブで、悲観的で、うつになるような思い込みを変えるための最もパワフルなやり方は、その思いが正しくないと証明することです。もしくは彼が思い込んでいるほど絶対に病的に正しいというわけではないという証拠を示すのです。

あなたができること――あなたのパートナーが「自分は仲間はずれにされている気がする」と

いうようなことを言ったとき、あなたが彼にそうではなかったときのこと、彼がみんなと仲良くしていたときのことをやんわりと伝えてみましょう。また、彼が「子どもたちに対してキレてしまった」と落ち込んでいるときは、先週息子があなたに「パパは前ほど怒らなくなってきたね」と言っていたことを教えてあげましょう。

ほかの選択肢

ある状況を説明しようとするとき、何通りもの言い方があります。楽観的な人ならば、変えられるもの、特定ではないもの、個人的ではないものに焦点を当てて、次のように言うでしょう。「こんなふうに落ち込む必要はないのかも。あのときたまたま起こったことだし、それ以外では起こっていないよな。それに、必ずしも自分のせいってわけでもなかったし（あるいは、少なくともほかにもたくさん原因があるな）」。こういうふうに考えることができれば、途方もなく楽観的過ぎるということもなく、ただただ現実的に「素晴らしいってわけじゃないけど、思っていたほどひどいってわけでもない」と受け取ることができます。

✍**あなたができること**——あなたのパートナーが、仕事が思うようにいかなくて自分を責めているとき、彼が判断ミスをしたことは「確かにそうだね」と認めつつも、「ひとつ失敗したからって、それであなたのやってきた仕事すべてが失敗だったことになるわけではないよね」とやんわりと伝えてあげましょう。また彼が鏡を見て「俺、すごく老けたよな？」と聞いてきたら、「あなたぐらいの年齢だったら、少しくらいメタボになるのも当たり前じゃない？」とジョークを交えて返すのもいいですね。それは彼の個人的な弱さを示すようなものではないと教えてあげてください。

ささいなこととしてとらえる

セリグマンの戦略の３つめのポイントは、「ささいなこととしてとらえる」です。彼の心配していることが正しかったとしましょう。だからといってそれはそんなに悪いことでしょうか？　そのせいで将来が大きく変わってしまう？　ここでのポイントは、彼が自己対話の中で彼自身のストーリーを「ささいなこと、大したことではないもの」としてとらえ直すことです。

✎**あなたができること**――彼が次のように考えられるように手伝ってあげてください。「まあ、いいか。この仕事で失敗したとしても、ほかにもチャンスは山ほどあるさ。それに自分にはほかの能力だってある。これがひとつ失敗したぐらいで、自分が駄目なヤツになるってわけでもないし、負け犬になったってわけでもないし」。できる限りたくさんの機会を見つけて、これまで彼の人生の中で起こったラッキーな出来事、うまくいったこと、彼が力を発揮できたことを思い出させてあげましょう。あなたがそばにいるということも、もちろんラッキーな出来事に入ります！　そして、「今こうして苦しんでいるけど、これは一時的なものだよ」と何度も伝えてあげましょう。あなたと彼はこれまでにも似たような時期を切り抜けてきました。今回もきっと乗り越えられるはずです。

役に立つ?

セリグマンの戦略の第4のポイントは「それが役に立つ?」というものです。ネガティブな思い込みが、もし真実だったとしたら? 不安になっていることを現実的な目線でとらえ直してみましょう。その思い込みについてずっと考えることが何かの役に立ちますか? こんなふうに考えてみましょう。「確かに、俺は周囲の人間に悪く思われているんじゃないかと思ってそういう場に出ないようにしたり、そういう付き合いを遠ざけてきた。たぶん、そんなふうにしているせいで、俺と一緒にいて居心地がいいと思う人もいないだろうし、俺のことを気に入ってくれる人もいないだろう。だからといってこんなことをくよくよ考えていたって、何の役にも立たないよな。むしろ悪循環になるし、そんなことを望んでいるわけじゃないよな」。

✎**あなたができること**——　彼が子どものころのことを思い出して、父親が冷たかったとか、ひどい仕打ちをされたとかグチグチと繰り返しているのなら、「そういうことを思い出して、自分がそうならないように変わりたいっていう気持ちになるのならいいけど、そうじゃないのなら、あなたの役に立っているとは思えない」と伝えてあげましょう。「あなたがそうやって自分の殻に閉じこもって黙って悩んでばかりいたら、父親としてのあなたの良いところが見えなくなっちゃうね」と伝えてあげましょう。彼が原因でセックスがうまくいかないときは、ベッドの上で互いに触れ合って時間を過ごすのも素敵だと提案してみるのもいいですね。なぜなら、彼が自分の性的能力についてくよくよと考えてみたとしても状況は悪化するだけですからね。

責めるのではなく、「似たもの同士の仲間（twinship）」の視点を持つ

前にもお話ししましたが、男性のうつ病の中で最も厄介な特徴は「相手を責める」という行動パターンです。なぜ男性がうつになると相手を責めるのかというと、男性にとってはつらくて苦しい気持ちを感じることと、自分が弱く無力な存在であると感じることは耐え難いことであるからです。物事がうまくいかないように感じると彼は自分自身を責めます。また、「ついてないときもあるさ」と思ったりせず、ほかの人（特にあなた）を責めるのです。

こんなとき、「自分たちは似たもの同士だな」と思うことができればもっと楽になるはずです。二人は同じチームの一員であり、仲間なのです。「私たちは似たもの同士だ」と考えること、あるいは少なくとも「誰も完ぺきじゃない」と思うことが大切です。

ここで男性型うつ病の私のクライエントによる「似たもの同士の仲間」についてのコメントを紹介しましょう。

「私と妻は子どもたちを連れてビーチに行ったのですが、妻が赤ちゃん用のお尻拭きを持ってくるのを忘れたのです。以前だったら、私はうつでしたし、あらゆることに対していら立っていましたので、妻に対してきっと腹を立て、お前はなんてばかなんだと怒鳴っていたでしょう。今は違います。そんなふうには感じません。といっても妻に対してイライラしなくなったというわけじゃないんです。でも私だって忘れ物をすることはあります。私たちはみんな一緒なのです。そうやって考えることができると、怒りを爆発させる代わりに、いら立った気持ちをどこかに吹き飛ばすことができるんです」

あなたも彼も似たもの同士です。あなたはもう彼の敵ではありません。お互い共に苦しみ、何かを失いながら、不安になりながら、決してパーフェクトには満たされることのないまま、困難な人生を共に道行く仲間なのです。彼があなたとの関係を「似たもの同士の仲間」としてとらえることができれば、腹を立てたり被害者意識を感じたりすることが少なくなるでしょう。彼のあなたに対する態度が変わり、あなたが防衛的に反応してしまうことも減るでしょう。

✎**あなたができること**——彼があなたを責めているとき、あるいは彼が自分のことを情けなく思っているとき、彼に「私たちは似たもの同士だよ。仲間だよ」ということを思い出させてあげましょう。怒らずに、防衛的にならずに、優しく伝えることができるとさらに効果的です。うまくいけば彼はうつを引き起こすストーリーを書き換えられます。つまり、そうやってあなたが彼の抗うつ薬になれるのです。また、子どもが言うことを聞かないといって彼が悩んでいるときには、「私もいつもそう感じるよ。そういうときってつらいよね」と声をかけてあげましょう。

宗教と信仰

その人が心の中に持っているストーリーが、その人の気分とコーピングスキル（ストレス対処の技術）にどれだけ強い影響を及ぼすかという例は、宗教的信念とうつ病の関係においてよくみられます。教会に行く人は行かない人に比べてうつ病を経験することが少ないということが研究によって示されています。(6) うつ病の男性と悲観的な男性は、失敗するとその絶望が永遠に続くと考える傾向にあります。教会に行く行かないにかかわらず、信仰を持つ人はより大きな視点で物事をとらえています。神と来世を信じることによって、今挫折を経験したとしてもそれは一時的なものに過ぎないととらえることができます。信仰を持つ人は、挫折を次のような意味にとらえ直します。つまり、「悪いことが起きたとしても、それはすべて意味のあることだ。そこから必ず何かを学ぶことができる。すべて神の思し召しなのだ。来世ではもう私は苦しむことはないだろう。命が奪われない限り、すべての経験は私の糧となる」という考え方です。また、ヒンドゥー教徒や仏教徒は、苦悩をカルマに向き合う機会として、来世で正しく生きるための礎としてとらえることもあります。

✍**あなたができること**――彼に宗教を無理強いしないようにしましょう。しかし彼が信仰心を持っている、あるいは精神世界や宗教的な観点から物事をとらえることができる人であれば、彼にこう伝えるといいかもしれません。挫折や失敗は成長のもとであり信仰を深める機会だと伝えてあげることで、彼の心は安らぎ、気持ちを新たにすることができるでしょう。挫折は大いなる意思によって彼のために用意されていたものなのだと考えることができれば、それは害をもたらすものではなくなり、大いなる存在から贈られた良いものだととらえられます。神は彼のための運命を準備しておられるのだ、今経験しているつらい経験はその一部なのだと伝えることが彼の助けになる場合もありますね。

気分転換――くよくよ同じことを考えないようにするために

同じことを何度も考えるのは、呪文を唱えるようなものです。脳の中を同じ言葉が回り続け、その言葉が呪文のように容赦なく頭の隅々まで浸透します。同じことを何度も考えているとき、良いことを考えていることもあるかもしれません。しかし、悲観的なことを何度も繰り返し考えるのがうつ病です。悲観的なことを何度も繰り返し考えてしまうと、それは特に強い影響力を持ちます。心の中で物事を悲観的にとらえてしまう場合でも、それを繰り返し何度も考えることさえなければば、ひどいうつに苦しまなくて済むのです。

ウェンズラフ[38]は、うつ病患者が自動的に物事を悪く考える傾向を持つと述べています。うつ病の人にとっては悲観的な考えの方が思いつきやすく納得しやすいので、そのために悲観的ではない考え方を見つけることが難しくなっています。前向きな考え方や現実的なとらえ方はその影に隠れてしまいます。うつ病の人は悲観的な考え方を抑えることができないという症状があるのです。

繰り返し同じことを考えるとき、人は「十分に考えることが大切だ」と自分に言い聞かせていま す。最初の10分間はそうかもしれません。けれど、それが数時間、数日間、数年間に及ぶ場合はどうでしょうか。こういうふうにくよくよと同じことについて思い悩む人は、重要な問題についてぐずぐずと迷いに迷った揚げ句、衝動的な決断をしてしまうこともあります。同じことについて繰り返し考えるのをやめる、あるいは悲観的な考え方を変えることによってうつは軽減します。最も良いのはその両方を行うことです。

気晴らし

研究[34]からも、そして常識からも、イライラしたときやうつになったとき、脳と神経系のギアを違うところに入れ替えるために、気晴らしは良い方法であると言われています。実際に、すべての気分（うつ、不安、怒りも含めて）のコントロール方法において気晴らしは精神状態を変化させる最も強力なテクニックであることが示されています。[44]

簡単にいえば、何度も繰り返し考えているとうつ気分が長引き、うまく気晴らしができるとうつ気分は早く軽減されます。うつの人もそうではない人も、自分が考えたくないことについてくよくよ思い悩んでいるとき、なるべくほかの事を考えてその考えを打ち消すようにしていることが多いようです。[38]

しかし、うつ病の男性にとっては単に「考え直す」だけでは必ずしもうまくいくとは限りません。「ちょっと一休みして、それについて考え直してみるよ」と言ったところで、くよくよと同じことについて繰り返し考えて、さらに落ち込んでしまい、前向きに考えたり気を紛らわせたりすることができないのです。いくつかの研究から、うつ病ではない人は時間がたつとともに嫌な出来事についてあまり考えないようにできることが分かっています。[38] 一方、うつ病の人は時間がたつとともに、嫌な出来事が起きてからかなりの時間がたってもなお、その嫌な出来事について何度も繰り返し考えています。

もし気晴らしをすることによってあなたのパートナーのうつ気分が和らぎ、あなたや子どもたちに文句を言ったり責めたりけんか腰に接してくることが減るのであれば、彼にはそういう素晴らしい力が備わっているということであり、その力を活用するようにもっと彼に勧めるべきです。気晴らしばかりに没頭しすぎて悩みの本質となっている問題にまったく向き合おうとしないのであればまずいことになりますが、適度なものであれば、気晴らしをうまく活用する能力はまさに彼が持って生まれた良い才能であり、心の知性の現れです。

気晴らしをするときに（自然にうまくできる人もいれば、やり過ぎないようにしなければならない人もいます。上手な気晴らし方法を身につける必要がある人もいます）大切なことは、心地よいものであること、夢中になれるものであること、怒りやうつ、不安を喚起することのない、刺激の少ないものにすることです。

★エクササイズ——上手に気晴らしする

以下のリストは、うつ病男性において効果が実証された気晴らしを挙げたものです。リストに目を通して、パートナーに勧めたら良いと思われるもの（あるいは、彼が少しでも試してくれそうなもの）をチェックしてください。あなたは彼の担当カウンセラーではありませんが、このリストは常識と研究によって裏付けられたものですし、彼の気分が良いときにこういった気晴らしをうまく勧めることができれば大きな助けとなります。

うつ状態にあるパートナーに何かを勧めるときには、次の2つのやり方のうちひとつを選ぶといいでしょう。ひとつめは、あなたが「この本に良い方法が載っているから、読んでみない？ あなたの役に立つんじゃないかって思うから」と本そのものを勧めるやり方です。もうひとつは、さりげなく勧めて彼が自分からやってみようと思うように仕向けるというやり方です。例えば、「最近落ち込み気味だよね。よかったら、なんか笑えるようなコメディのＤＶＤを借りてきて一緒に見ようよ。ちょっとは気分が変わるかもしれないし」と声をかけるのもいいですね。もしくは、「ねえ、外に行ってケイティのサッカーの相手をしてあげてくれたらすごく嬉しいな。ケイティもすごく喜ぶし、もしかしたらあなたにとってもいい気分転換になるかもしれないでしょ？」と言うのもいいですね。

いろいろな気晴らし方法

● **夢中になるような精神的活動**――テレビ、映画、音楽鑑賞、読書、テレビゲーム（良い点と悪い点）自分がどうして悲しい気持ちでいたのか、イライラしていたのかという理由を考えずに済むので、気分は良くなりますが、テレビやゲームといった受身の活動ばかりすることのないように注意が必要です。

● **気分が良くなるような気晴らし**――コメディ映画、啓発本、スポーツ観戦（彼がひいきにしているチームが勝っているときだけにしましょう！）

（良い点と悪い点）それが彼の好きなものであれば、確実に彼の気分は良くなりますが、その気晴らしがいつでも利用可能だとは限りません。

● **運動**――ウォーキング、ランニング、ジムでのトレーニング、チームスポーツ

（良い点と悪い点）身体を使うものですし、エンドルフィンが刺激されるので、運動は最も良い気晴らしだといえます。しかし、トレーニングをしながら嫌なことを思い出して繰り返し考えることのないように注意するとともに、怒りが喚起されるようなこと（サンドバッグを殴る、攻撃的なバスケットボールの試合をするなど）を避けなければいけません。

● **リラクセーション**――瞑想、自己催眠、イメージ法、ヨガ

（良い点と悪い点）生理学的に怒りや不安を鎮めてくれる素晴らしい方法ですが、ネガティブな自動思考が入り込む隙間が多いので、うつに対してはあまり役立たないかもしれません。

● **パーソナルな快楽**――マッサージ、ジャグジー［温泉など］、好きな食べ物、好きな音楽、セックス、ショッピング

（良い点と悪い点）喜びをもたらしてくれるものはとても良いのですが、悪い結果をもた

らすものは避けてください（飲酒、ドラッグ、過食、浪費）。また、彼がセックスを抗うつ薬代わりにしないように注意する必要があります。あなたも嫌でしょう。

● **達成感**――車庫の片付け、預貯金の管理、お礼状を書く、するべき電話、メールを済ませる、ずっと気になっていたことを済ませる（家電製品の時計を合わせるなど）（良い点と悪い点）こういったことを達成できると、自己効力感（もしくは自信）が高まり、嫌な気持ちや無力感から気をそらすことができます。

● **人助け**――子どもと遊ぶ、ボランティア活動をする、家庭教師をする、子どものサッカークラブのコーチをする

（良い点と悪い点）誰かを助けることによって、自分が必要とされている存在であり、価値ある存在であると感じられます。嫌なことをくよくよ考えるのではなく、誰かを助けることに集中することができます。

考えを途中でとめる方法

ネガティブな考えから注意をそらすことを目標としたやり方として思考停止法（thought-stopping）がよく知られています。脳に思考を中断するように言い聞かせ、思考の軌道修正をしま

す。例を見てみましょう。あなたのパートナーが「自分は子どもたちにうまくかかわることができない」と落ち込み始めたとします。彼がこういうふうに自己嫌悪し始めると、そのことばかりが頭の中を何時間も回り続けます。そんなふうに考えていても彼が子どもとうまくかかわれるようになるわけでもありませんし、なぜうまくできないのかを理解できるようになるわけでもありません。より無力さを感じるようになってしまい、さらに悪循環となって良くない行動につながることも多いでしょう。思考停止法はそういう思考を途中でやめることによって悪循環を断ち切るものです。思考停止法のひとつに、手首にはめた輪ゴムを引っ張って手を離し、大声で「ストップ！」と言うやり方があります。ぜひ試してみてください。思考の連鎖を断ち切ることができます。あるいは、派手な赤で「考えるな！」と書いたカードを持ち歩き、ぐるぐると同じことを考え始めたらそのカードを見るというやり方もあります。人によって効果は異なります。

✎**あなたができること**――この思考停止法について彼にしっかりと知らせておきましょう。最も簡単なやり方が最も効くということがあります。もし彼にやる気があれば、前もってあなたと彼の間でユニークな秘密のサインを決めておいて、彼が自己嫌悪し始めたらそのサインを送るのもいいですね。

小さく区切る

小さく区切るテクニックを使う、つまりある一定の時間を決めておいてその時間だけ心配事について考えるという約束をするのもいいかもしれません。彼があることを心配し始めたとします。過去の経験から、そのままくよくよと考え続けてひどい自己嫌悪に陥り、悪循環となるような行動をとることが分かっています。ですから、脳みそと取引をするわけです。「○時になったらそれについて考える予定だから」と脳に言い聞かせて、心配をいったん収めます。その心配事に対して割り当てられた時間があることが分かっているので、脳は常にそのことに注意を向ける必要がなくなって、安心するのです。

✐**あなたができること**――この小さく区切るテクニックは、くよくよと心配しがちなうつ病男性にとって特に役立つものです。心配事に取り組むための時間と場所を設定してあげてください。そうすることで彼の手助けをすることができます。その時間と場所であれば彼の心配事に耳を傾けることができるよと提案してください。「あなたが心配していることを、ゆっくり真剣に聴くって約束する。でも今はちょっと難しいから、今夜7時から15分をその時間に当てようよ。この15分間はほかの事は一切何もせずにあなたの言うことに完全に集中するって約束する」と伝えられるといいですね。その15分間の心配タイムの間は完全に聞き手となってください。彼の疑念、強迫観念、後悔に対して、口を挟まずとにかく耳を傾けてください。彼があなたの意見を求めたとしても、彼の意見を引き出すような感じで答えてください。こうしたらどうかとあなたの意見を述べたり、彼の問題を解決してあげようとしたり、安心するように言い聞かせたりしないようにしてください。それはこの15分以外のときに取っておきましょう。特定の時間枠を小さく区切って使えるようになると、自分の心配事を正しくとらえられるようになります。このようにすることによってあなたは彼にこんなメッセージを伝えることができます。「確かにあなたの心配していることは大切なことだと思う。でもその心配事で疲れ切ってしまう必要はないんだよ」。

前向きな考え方に気持ちを向ける

気晴らしのための第3の方法は、特に前向きな考え方に注意を向けるというテクニックです。前もってポジティブな思考の連鎖を準備しておき、ネガティブな思考の連鎖と取り替えるのです。彼の中には前向きな考え方もしっかりと存在しています。うつになったからといって失われてしまったわけではないのです。

☒**あなたができること**——これはあなたのパートナーひとりで取り組めます。特に何もしなくても前向きな考え方に気持ちを向けることができる人もいますが、ある程度練習しなくてはうまくできない人もいます。彼がそういうタイプであれば手伝ってあげてください。彼がくよくよと同じようなことを繰り返し考え始めたら、あなたはその考えの逆の面を強調して、彼に思い出させてあげましょう。例えばこんなふうに伝えてあげてもいいですね。「そうだよね。ブライアンに本を読むように言っても、言うことを聞かないし、学校でも扱いが難しい子だよね。私も心配してる。でも彼にはすごく良いところもあるじゃない？　すごく優しいし、頭の回転も速いし、サッカーのゴールキーパーの腕前は最高だし。彼のことが心配になるけど、そういうときはこういう良いところも思い出すようにしないと、つい忘れちゃうよね」。

新しい習慣を身につける――「うつじゃない」ように振る舞えば、そうなる

男性のうつ病がなかなか治らず長引いてしまうには理由があります。それは彼らが「うつになった男」としての典型的な行動パターンを習慣にしてしまうからです。朝なかなか起きない。夜更かしをする。人付き合いを避ける。自分の殻に閉じこもって話そうとしない。酒を飲む。頻繁にキャバクラやスナックに行ったり、衝動的に浮気をしたりする。部屋、家の中、車の中、職場を散らかしたままにする。あなたや他人についてグチグチと文句を言う。不満ばかり言う。こういうことを言うと驚く人もいるかもしれませんが、実はうつ病の治療において非常に効果的な方法は、「うつになった男」らしい行動パターンを意図的にやめて新しい習慣を身につけることなのです。彼はそ

んな新しい行動パターンを身につける気になんかなれないと言うかもしれません。彼の脳の中のうつ病が送ってくる「こうしろ」という命令とは相反するものなので、あまりにもわざとらしく無理なことのようにも感じられるかもしれません。しかし新しいポジティブな行動に無理やりにでも身を投じることによって、うつ病は好転するものなのです。

うつ病は、思考、感情、生化学的プロセス、行動の相互作用的なサイクルから成り立っているものです。ですから、そのうちのどれかひとつをストップしたり変化させたりすることによって、ほかのものすべてが影響を受けることになります。うつにつながった感情を変化させることができれば、ほかのうつ症状も軽減されることは明らかです。さらに、彼が心の中で自分に言い聞かせているセリフを書き換えることができれば、ドミノのようにほかの症状も次々と書き換えられていきます。薬物療法、運動、あるいはハーブの活用によって脳内の生化学的な変化が起きた場合も、ほかのすべての部分に良い効果が現れます。

うつの行動パターンを変化させる

うつに関連する行動パターンについても同じです。彼が「うつじゃない」男のように振る舞えば、「うつじゃない」気分を感じ始めることができるのです。それは彼の自己イメージと自己効力感が変化するためでもあります。「俺は昔の俺みたいに運動している。うつになった男は、普通はこんなことはできないだろう。だから俺のうつは良くなってきたんだ！」というふうに。また、「うつじゃない」行動パターンはうつ病を遠ざけてくれるものでもあります。活動的になり、何かに夢中になり、人とつながりを持ち、うまくいっているという感じを与えてくれます。少なくとも自分自身や自分の人生について悲観するのではなく、「まあまあいいかな」と感じる機会になります。

✍**あなたができること**――この作戦はシンプルです。彼にこの本を読んでいることを伝え、こんなふうに提案してみましょう。「今ね、男性のうつに関する本を読んでいるんだけど、こんなふうに書いてあるよ。〈うつじゃない〉みたいに振る舞えって。うつじゃないふりをするんだって。ねえ、前にあなたがどんなふうに過ごしていたか思い出してみようよ。そういう気分になれないかもしれないだろうけど、ちょっとうつじゃないときのまねをしてみようよ」。パートナーのタイプによっては、「本にこう書いてあったよ」と言うと気を悪くして嫌がる人もいるかもしれませんね。そういう場合は、あなたがふと思いついたという様子でさりげなく提案してみるといいでしょう。「本当にそういう気分になれないときでも、すごく乗り気なふりをしてやってみたら実際に気分が良くなることがあるよ。とにかくいつも同じような生活になっているから、それを少し変えてみようよ。きっとあなたの気分も良くなるんじゃないかなって思うよ」。

はっきりと具体的な指示をする

多くの男性は、うつ病からの回復方法に関する一般的な知識よりも、「これをこうしろ」というような具体的な指示に従います。女性の多くは男性に対して「こうしてほしい」という期待をはっきりと伝えていないものです。自分たちがいつもそうしているように、そしてほかの女性たちがみんなそうであるように、男性もこちらの期待を察知して動いてくれるはずだと思っているのです。

うつ病男性の妻が離婚したいと言うとき、男性にとってはそれが本当に思いも寄らないことである場合が多いのですが、それは彼らが妻の「もっとこうしてほしい」という要求を妻自身の口から聞くことがほとんどないからです。男性の多くはうつの状態にあっても「これをこうしてほしい」とはっきり具体的に頼まれれば、できる限りそれに応えようとします。情緒的な知性が豊かであるとはいえない男性たちに対しては、女性は自分がしてほしいことをしっかりと声に出して伝える必要があります。あなたが何をどんなふうにしてもらいたいと思っているかが分かれば、彼らはもう少し思いやりを持って、優しく、うまく振る舞ってくれることでしょう。あなたの気持ちに共感するということさえも、少しずつ学べばできるようになるはずです。こうしてほしいと彼に分かるようにはっきりと伝えてあげられるなら、彼はあなたが恋したときの彼のように、うつ状態ではないときの彼のようになってくれるはずです。それさえできれば簡単に元通りになるというわけではありませんが、「うつじゃないように振る舞えばそうなる」テクニックはあなたが思っている以上に強いパワーを隠し持っているのです。

うつ状態になって悪循環の行動パターンにはまってしまっている男性にこのやり方を説明するのは簡単です（しかし、これから必ずこれを使っていくとなると、そう簡単にはいかないかもしれませんが）。彼に「これまでとは違う新しいことをちょっと取り入れてみようよ」と優しく提案してみましょう。「ちょっとこれをやってみて、あなたがどう感じるか教えて。もし嫌な気持ちがするようだったら変えればいいし。そのときは、自分のためにもなるし相手もためにもなるっていう良い方法がほかにないか探してみようよ」という感じで伝えられると良いですね。

✎**あなたができること**――あくまでも柔らかく、彼を責めているようには聞こえないような言い方で、彼に「こうしてほしい」と具体的に頼んでみてください。うつ状態の彼があなたのためにしてくれたらあなたが本当に嬉しく幸せな気持ちになるようなことを頼むのです。「○○をしないで」という否定的な言い方ではなく、「○○してほしい」というように肯定的な言い方を使ってくださ い（彼を批判しているように「○○したら駄目」「○○はやめて」という言い方ではなく、「○○してほしい」「○○してくれたら嬉しい」という言い方です）。そして、彼がそれなりにうまくあなたの希望に応じてくれたら、「ありがとう。本当に嬉しい」と伝え、それがあなたにとってとても大切なことであることを伝えましょう。

いくつか例を見てみましょう。

●「家に帰ってから1時間だけ、インターネットをせずに過ごしてくれたらすごく嬉しいな。試しに一日だけでいいからやってみない？」

●「帰ってきたとき、玄関の前で一度立ち止まって気持ちを静めて、それからゆっくりと入ってきてくれたら、それだけで私はすごく嬉しくなるよ」

●「子どもたちがあなたに〈見て〉とか〈聞いて〉って言ってきたときに、いったん手をとめて、しばらく関心を向けてあげてくれたら、すごくすごく助かる」

●「毎日ちょっとしたことでいいから〈ありがとう〉ってあなたが思ってくれているってことを教えてほしい。できれば機嫌の悪いときや何かほかのことで私に対して腹が立っているときでも。そうしてくれたら私は本当に嬉しい」

●「私があなたに愚痴とか心配事を話すとき、〈そうかそうか。大変だったたな〉っていうふうに答えてほしいの。あなたのことを責めているみたいに受け取ったり、〈お前のここが間違っている〉と私の言動を直そうとしたり、問題を解決しようとしたりしなくていいの。できればサッカーの試合を見ながら聞くんじゃなければもっといいな」

●「その日にあったことで、あなたがどんな気持ちになったのかをひとつだけでいいから話してくれると、私はあなたのことをとても近くに感じることができるんだよ。腹が立ったという話だけじゃなくて、心配したとか、不安になったとか、すごく楽しかったとか、自信がついたとか」

ソーシャルサポートを活用する

うつ病の方に対しては、特に男性は自分の殻に閉じこもってしまいがちなので、いろいろなソーシャルサポートのネットワークを広げ、活用するための手助けを行うことが大切です。

ほかの人の助けを求める

ソーシャルサポートをうまく活用するためには、まずうつの男性が自らの状態と向き合い、うつであることを受け入れ、自分が困っていることに対して援助を求めようと思わなくてはいけません。パートナーとして彼のことをとても大切に思っていたとしても、あなただけの力だけではどうにもならない場合も多いのではないでしょうか。

これはとても大切なポイントですが、男性というものは自分にとって重要な人物であると認めた人から強くそうするように言われない限り、他人の援助を求めようとはしないものです。うつ病かもしれない男性にとって最も必要な援助とは、医師やカウンセラーのところに行って治療を受けるように説得することです。彼が大切に思っている人物であるあなたやほかの誰かが彼にうつ病について説明し、「男性の間でもよくある病気なんだよ。弱いことでも、恥じるべきことでもなくて、一般的な病気なんだよ」と伝え、彼がそれを受け入れられるように手助けできるといいですね。彼が自分より強い男と認め、尊敬している人物が彼をこういうふうに説得してくれれば最も効果的でしょう。

共感、正常化、つながりづくり

家族や友人が彼のためにできることの中で2番目に重要なことは、古くからある最も基本的なもの、つまり心のつながりによって彼を支えることです。彼のことを理解し、辛抱強く付き合い、愛情を注ぎ、勇気づけます。彼に会話を促し、彼の言葉に優しく耳を傾けます。彼が話してくれた気持ちについて決して非難せず、現実的なところを指摘し、希望を与えるようにします。

残念ながら、うつ状態にある人は「周囲の人々は自分のことを嫌っている」と結果的に感じるようになるような行動をとりがちです。自分の殻に閉じこもるだけではなく、「周囲の人々は自分のことを大切に思ってくれている」と感じられるような機会を自分で台無しにしてしまうことが多いのです。[38] 例えば、うつ病の人は、自分と同じように不幸な気持ちでいる人と一緒に過ごしがちであり、自分を認めてくれない人に引き付けられる傾向にあります（無意識のうちに自分の中にあるネガティブな物語や思い込みは正しいと証明しようとして）。そして最大の逆効果となっているのが彼ら自身の言動であり、それがほかの人を嫌な気分にさせてしまうので、結果として彼らが本当に必要としているはずの周囲の人々の支えや助けを得ることが難しくなってしまうのです。

✎あなたができること――あなたにとっては生活の中でいろいろな人とかかわりを持つことは簡単なことでしょう。しかし、彼にとっては彼の性格もしくはうつ病のために、人とかかわりを持つのは簡単なことではないということを忘れないようにしてください。まずはささやかな行動から始めて、彼がほかの人とかかわりが持てるように励ましていきましょう。そして、そういった行動ができたとき、彼が「そうして良かったな」と感じられるように声をかけましょう（例えば、彼が自分から知人に短い電話をかけたとき、「話せて良かったな」と感じられるように）。ほかの夫婦やカップルと一緒に何かできたらいいのにと思ったときは、パーティのような大げさな集まりは避けた方がいいですね。それよりも、彼が気を許せるような友達を呼んで、映画、野球やサッカーの試合を一緒に見るくらいから始められるといいでしょう。彼にとってプレッシャーが少ない付き合いやそれほど神経を消耗することのない付き合いがお勧めです。彼と同じような経験をしている人々やその家族を見つけて、あなたが敬意を込めて仲介し、共感し合えるような友人を見つけてあげるのもいいですね。また、彼の担当カウンセラーや医師、地元の精神保健機関（保健所、厚生センターやこころの健康センターなど）、あなたが属している宗教団体にあなたが連絡を取って、うつ病のサポートグループを探してあげるのも彼の助けになるかもしれませんね。

彼の状態をどの程度ほかの人に知らせるか、どの程度サポートをしてもらうかという問題は非常に難しく、頭を悩ませられるものでしょう。彼自身は「誰にも知らせないでくれ」と言うかもしれませんし、「誰かに知られたら恥だ。情けない」と過敏になっている可能性もあります。そんなふうに感じる気持ちもよく分かりますが、しかしそうやって誰にも知らせず、誰の助けも求めないという態度は悪循環を招くものです。もちろんいろいろな事情があるので一概には言えませんが、誰にも知らせないことによるリスクと、誰かに知らせることによるリスクがあるとするなら、誰かに知らせる方を選ぶことを私は強くお勧めします。うつ病が重度のものであるほど、周囲の人に知らせ、助けを求めるべきだとより強く思います。あなたがそうすることによって、彼は気分を害して「自分の恥をさらした。裏切った」と感じるかもしれません。しかし彼が傷つくリスクと同じくらい、彼が誰かの助けを得てほっと安心できるという可能性もあるのです。そのときはそう思えなかったとしても、後できっと感謝してくれるはずです。

まとめ

彼がうつ状態にあるとき、あなたが彼のためにできる最大の助けは、うつを軽減するためのさまざまな治療法と介入方法があるということを理解しておくことです（心理療法のように専門的なものと、毎日ちょっとした工夫でできるもの、周囲のサポートをどのように得るかというものなど）。彼は心の中に自分をうつにさせるような思い込みを持っていて自分に言い聞かせているかもしれません。あなたはその思い込みをさりげなく変えさせることもできます。彼が自分で自分を傷つけるようなことを繰り返し考えているとき、あるいは否定的な考え方のパターンにはまり込んでいるとき、あなたは彼の気持ちをそらすための工夫を提案することもできます。また、「うつじゃないふりをする」ことによって、実際にうつが軽くなることを彼が納得できるように伝えるのも大きな助けになるでしょう。彼が周囲の人々の助けを得られるようにネットワークづくりを行うこともできます。彼がいろいろな方法を試すのを見て、うまくいったものがあればそれを伝えて励ましたり、担当の治療者やほかの人が勧めることをやってみるように勇気づけたりすることも、彼にとって大きな助けになるでしょう。

第7章 彼が治療を受けるための手助けをする——薬物療法

第6章では、うつ状態の男性を援助するためのさまざまな方法について見てきましたが、生物学的、生化学的な介入方法はまだご紹介していませんね。

第6章を読んでお分かりだと思いますが、この本はうつ状態にある男性のパートナーのためのガイドブックとなることを目指しています。うつを治療するためにどんな方法があるのか、あらゆることを知っておくことが、読者の皆さんの求めておられることではないかと思います。第7章では、身体的、生物学的、生化学的な治療方法について理解していきましょう。ありとあらゆる治療方法について、それがどのような効果を持つのか、どのくらいで効いてくるのか、効果を示さない場合があるのか、逆効果になることはあるのか、注意すべき副作用はあるのかということを理解しておくことで、彼にとって大きな支えとなることでしょう。

うつ病の生化学

うつ病は心と身体の両方に影響を及ぼすものであり、その原因は必ずそのどちらか（あるいは両方）です。もうすでにご存知かもしれませんが、うつ病に対する最も効果的な生物学的治療方法は、抗うつ薬による薬物療法です。本書はうつ病の薬物療法をすべて詳しく理解するための本ではありませんが、少なくともどんな種類の薬物療法があるのか、それぞれの利点と欠点を含めた基本的な情報について理解しておくことは大切です。

脳の機能（思考、感情、動機づけ、正常な行動、異常な行動）をつかさどる脳内の化学物質を神経伝達物質と呼びます。脳内にはさまざまな神経伝達物質が数多く存在し、近年さらに新しいものが発見されています。この物質は神経細胞間の情報伝達を行っています。

とても重要な役目を担う神経伝達物質の中でも、初期に発見されたものがセロトニンとノルアドレナリンです。うつ病の生物学的な仕組みについての初期の理論では、脳内でセロトニン、あるいはセロトニンとノルアドレナリンの両方の量が少なくなっているのではないかと考えられていました。抗うつ薬がなぜ効果を持つのかというと、セロトニンおよびノルアドレナリン不足による作用を緩和するためです。つまり抗うつ薬は脳が必要な物質を処分してしまうのを防ぐという作用があり、そのためこういう作用を持つ薬は再取り込み阻害薬と呼ばれています。最近ではなぜこういった薬がうつ病を緩和するのか（そして効果が出るまでなぜ数週間かかるのか）というメカニズムはもっと複雑なものであることが新しい理論によって説明されているのですが、やはり神経伝達物質の再取り込みを阻害することによって効果が出ているということは間違いのないことのようです。

実際、抗うつ薬はどのくらい効果があるのでしょうか？　抗うつ薬は主に中程度から重度のうつ症状に対して処方されます。心理療法と併用することによって非常に大きな効果を持ちます。大うつ病であると診断された患者の2分の1から3分の2は、最初に処方された抗うつ薬で効果が現れます。そして75～80％の患者が数種類の薬を十分な期間継続して服用することによって効果を感じます。全体的に見ると抗うつ薬のタイプによる違いはあまり大きくはありませんが、副作用は異なります。そして抗うつ薬の効果も薬のタイプによって個人差があります。[35] 服薬しても十分な効果がないのは、薬の量が十分ではない、服薬期間が十分ではない、患者が指示された服用方法を守らなかった場合であることが多いようです。

主治医の選び方

皆さんのパートナーがうつ病のことですでにカウンセリングを受けていたり、相談員の方に話をしている場合、薬が必要であればそういう専門家がどういう薬が良いかをアドバイスして処方してくれるのではないかと思われるかもしれません。しかし、実際は違います。うつ病について相談を受け、カウンセリングや心理療法を行う専門家（臨床心理士や産業カウンセラー）は医師ではありませんので、薬を処方したり、どの薬を飲むべきかをアドバイスしたりすることはできません。

しかし、担当カウンセラーに相談して、どの病院を受診するべきか話し合い、紹介してもらうのは、良いスタート地点となります。医師ではないカウンセラーは、通院し服薬している方の相談にも多く携わっています。ですから、薬を処方してくれる医師と連携をとっています。そういうカウンセラーであれば、うつ病の薬物療法について確かな知識と経験を持った医師を紹介してくれるはずです。

精神科医はうつ病を専門的に治療しています（また、そのほかの多くの心理的問題や精神疾患の専門家でもあります）。ですから、精神科医はうつ病の治療において最も幅広い知識と確かな専門的知識を持っているといえるでしょう。しかし、かかりつけ医や内科医などのほかの科の医師もうつ病治療の経験が豊富であるかもしれません。パートナーとあなたとの間で次のような事柄について話し合っておくといいでしょう。

- うつ病治療のエキスパートの医師を知っているか（すでに紹介されているか）
- かかりつけ医に相談する方が彼にとって気楽か
- 精神科医の薬物療法を受けるのは経済的には可能だろうか（日本の精神科では医師による精神療法、薬物療法には保険が適用されます。また、経済的な負担を軽減するために、通院費を安くする制度があります。病院の受付で相談してみましょう）
- 保険ではどのようなことがカバーされているだろうか
- 最も重要なこと——その医師がどれだけ評判が良いとしても、私たちはその医師を信頼できるだろうか、相性が良いと感じられるだろうか

正しいサポーターになる

彼が医師の診察を受けて、この主治医でいいと心を決め、次の予約を取り、服薬を始めたら、次は処方された薬とその効果について情報を集める必要があります。

まずは、全体的な注意点について話しましょう。抗うつ薬を飲むことについて医師や薬剤師と話し合うときには、それが何を目的とした治療なのか十分な説明を受けてください。本来ならば、治療を受け、薬を飲むのはあなたではなく彼なのですから、注意事項を手渡せばいいはずです。そして、「ねえ、今度先生に会うときにこの注意事項について質問してくるのを忘れないでね」と声をかければOKです。

しかし、彼がうつ状態にあるときは、そううまくはいきません。それには2つの理由があります。まず、あなたのパートナーが男性であること。男性はたいてい医師にあれこれと質問するのを嫌がります。道に迷ったとき誰かに尋ねようとしないのと同じように。さらに、うつの治療にあたって自分の状態はどのようなものなのか、どんな治療をするのかと詳しく尋ねると、自分の問題が深刻であるかのように感じられてしまうため、やはり、質問を避けがちになります。もうひとつの理由は、彼がうつ状態であることです。うつ状態にある場合、物事をクリアに考えづらくなり、必要な情報を積極的に得ようというエネルギーが出にくくなります。

★エクササイズ——薬物療法に関する質問

一人ひとり個人差がありますし、あなたと彼の関係もほかの人たちの関係とは同じであるとは言えません。もし、彼が自分できちんと主治医と話し合って、情報を得られるだろうと思われるのであれば、次のリストを彼に手渡すだけでいいでしょう。もし、主治医に質問せずじまいになるのではないかと思われれば、あなたが以下のリストを使って主治医と話し合ってみてください。

彼と一緒に診察を受けるとき、あるいは電話やEメールで主治医に質問するとき、必ず次のことについて尋ねてみてください。

1. この薬物療法はどんな効果があるのですか？
2. どれだけの量を、1日に何回、いつ服用すればいいですか？（日本では処方されたとき、説明書きが付いていたり用法が袋に記載されていますが、飲み忘れたときはどうすればいいのか、調子が悪いときは増やしてもいいのかなどを質問しておくといいです

ね）

3. 効果が現れるまでどのくらいかかりますか？
4. ほかの科で処方されて服用している薬があるのですが、抗うつ薬と一緒に飲んでも大丈夫ですか？　ビタミン剤や漢方、ハーブなど、処方外のもので一緒に飲まない方がよいものはありますか？
5. アルコールやドラッグと一緒に服用した場合、どんな作用がありますか？
6. 服薬した後の様子の変化をどのようにチェックしたらいいですか？　電話やEメールで連絡してもいいでしょうか？　次の診察の予約はいつごろがいいでしょうか？
7. 薬の効果が出ていない場合、どんな様子が見られますか？
8. 注意しておかなければならないような深刻な副作用はありますか？　すぐに病院に電話するべき、受診するべき症状は何でしょうか？
9. 軽い副作用にはどういうものがありますか？　口の渇き、めまい、吐き気、睡眠障害、だるくなったり眠くなったりする、イライラするなどの副作用はありますか？
10. 性欲や性的機能にはどんな影響がありますか？

抗うつ薬についての基礎知識

本書を読めば抗うつ薬の薬物療法についてのすべてが分かるということはありませんが、少なくとも基礎知識についてはお伝えできます。どんな抗うつ薬があるのか、どのくらいの量をどのように服用すればいいのか、注意すべき副作用は何かといったことを知っておくと役立つでしょう。

抗うつ薬の種類

１９６０年代から１９８０年代にかけては、三環系抗うつ薬（化学構造に従って名づけられた）が大うつ病の第一選択薬でした。この三環系抗うつ薬は、新しいタイプの抗うつ薬と同じくらい効き目のあるものなのですが、副作用がやや強く出ることがあります。そのため、イミプラミン（トフラニール）、アミトリプチン（トリプタノール）、ノルトリプチリン（ノリトレン）、デジプラミン（本邦未発売）のような三環系抗うつ薬は第二選択薬、あるいは第三選択薬として使われています。そのころ開発された抗うつ薬として、ほかにはモノアミン酸化酵素阻害薬（ＭＡＯＩ）がありますす。大うつ病と診断された患者のうち、ほかの抗うつ薬では効果がなかった人に効果があります。また、パニック障害や双極性障害の治療にも効果があります。特定の食物、飲料、薬剤に含まれる物質はＭＡＯＩと組み合わせると危険な相互作用を持つため、ＭＡＯＩを服用する方は食事制限を守る必要があります。

過去10年間で新しい抗うつ薬が現れ、今ではかなり広く使われています。従来のものと同じくらいの効き目があり、なおかつ副作用がそれほどみられません。この中には、神経伝達物質であるセロトニンに主に作用する、選択的セロトニン再取り込み阻害薬（ＳＳＲＩ）と呼ばれるものがあります。フルオキセチン（プロザック、本邦未発売）、セルトラリン（ジェイゾロフト）、フルボキサミン（ルボックス）、パロキセチン（パキシル）、シタロプラム（セレクサ、本邦未発売）などです。

１９９０年代の終わりには、三環系の抗うつ薬のようにノルアドレナリンとセロトニンの両方に作用し、副作用も少ない新薬が登場しました。こういった新薬は、非定型抗うつ薬として知られ、ベンラファキシン（イフェクサー、本邦未発売）、ネファドゾン（サーゾーン、本邦未発売）などがあります。新しいものの中で、ほかの抗うつ薬とはまったく違うタイプで鎮静作用のあるミルタザピン（レメロン）、活性化剤のバプロピン（ウェルビュトリン、本邦未発売）があります。

抗うつ薬の容量と治療経過

抗うつ薬の服用量は、抗うつ薬の種類、生化学的な数値、年齢、体重によって異なります。これまでの抗うつ薬は低用量から始めて不快な副作用なく望ましい効果が現れるまで少しずつ服用量を増やしていくものでした。新しいタイプの抗うつ薬は、治療効果が十分に現れる量、あるいはそれにかなり近い量から服用を始めることができます。１～３週間で何らかの効果が感じられることが多く、１～３カ月で十分な効果が現れます。(35)

薬がその人によく合うものであれば、抗うつ薬はかなり早く劇的な効果をもたらします。男性型うつの私のクライエントは、頼むから薬を飲んでほしいと懇願され、薬はこういうものであると教えられ、飲まないと大変なことになると脅されて、やっと抗うつ薬を飲み始めました。１週間後、奥さんと一緒に診察室にやって来たのですが、こういうふうに言ったのです。「私は自分の力で気分をコントロールできているって思っていたんですが、そうじゃなかったんですね」。これは彼にとってとても大きな意味を持つものです。その後、彼自身も変わり始め、奥さんとの関係もどんどん良くなっていきました。別のクライエントの若い男性は、怒りの爆発、自殺企図（自殺を試みること）を何度も繰り返し、非常につらい状態にありました。しかし、抗うつ薬のプロザックを服用し始めてからたった２日で次のように言いました。「ほんの数日前の自分が別人みたいに思える！」。

すべてのケースにおいてこのようにドラマティックな変化が起こるわけではありません。ですから、「効果がすぐに感じられなくても、最初の２～３週間は勝手に薬をやめたり、量を減らしたりしないでください」と医師から必ず注意を受けます。それは、すぐに効果が感じられなくても必要な服用量を守ってもらうためです。これはとても大切なことです。薬を飲みさえすればすぐに効果が現れると期待しないようにしてください。すぐにこれだけ良い効果を感じる人もいるくらい、抗うつ薬の薬理作用がとても有力なものだということだけ、覚えておいてください。

抗うつ薬の副作用

人によっては抗うつ薬の副作用として、一時的なことが多いのですが軽度の症状（有害作用［adverse effects］とも呼ばれます）が現れることがあります。深刻な副作用が出ることは非常に少ないのですが、あまりないような副作用、非常に不快な副作用、機能障害を起こすような副作用が現れたときは、ただちに医師に相談してください。三環系抗うつ薬によく見られる副作用とその対処法を以下に示します。(22)

- **口の渇き**——水を一口ずつ飲む、シュガーレスガムを噛む。
- **便秘**——小麦ふすま入りのシリアル（玄米ご飯や十五穀米など）、プルーン、果物、野菜を食べる。
- **膀胱障害**——膀胱を空っぽにするのが難しく、尿がいつものように勢いよく出ない場合がある。前立腺肥大を伴う高齢の男性は特にこのような副作用が出やすい。痛みを伴う場合はただちに医師に知らせる。

●**性的機能の障害**——性的機能が損なわれることがある。問題が感じられる場合は医師に相談すること（性的なテーマについては第8章を参照）。

●**視力の低下**——一時的なものであり、めがねやコンタクトを新しいものにする必要はない。緑内障がある場合は、視力の変化があれば必ず医師に相談すること。

●**めまい**——ベッドや布団から起き上がるとき、椅子から立ち上がるときはゆっくりと体を起こすようにする。

●**日中の眠気**——すぐに良くなることが多い。眠気やだるさを感じるときは運転を避け、重機の操作をしないようにすること。鎮静作用の強い抗うつ薬は、夜間の睡眠を補助し、日中の眠気を抑えるために、夜間に服用することが多い。

●**心拍数の上昇**——脈拍数が上昇する場合がある。高齢の方は三環系抗うつ薬の薬物療法を開始する前に心電図をとっておくこと。

ＳＳＲＩなどの新しいタイプの抗うつ薬にも同じような副作用がありますが、別の副作用もあります。

●**性的機能の障害**――性的機能が損なわれることがある。問題が感じられる場合は医師に相談すること（性的なテーマについては第8章を参照）。
●**頭痛**――短期間で治まることが多い。
●**吐き気**――服用後に現れることがあるが、短時間で治まる。
●**神経過敏、不眠**――最初の数週間に現れる場合がある。時間の経過とともに軽減されるが、服用量を減らすのもよい。
●**焦燥（落ち着かない、イライラする）**――服薬後、初めてこの症状が現れたとき、すぐに治まらない場合は医師に知らせる。

ＳＳＲＩとほかのセロトニンに作用する薬を併用した場合、これらの副作用が強くなる場合があります。最もひどい副作用として、薬の組み合わせ（例えばＳＳＲＩとＭＡＯＩ）によって起こる「セロトニン症候群」があります。それによって、時には致命的となる深刻な症状が起こる場合があり、発熱、混乱、筋硬直、心臓、肝臓、腎臓の機能低下を伴います。

ＭＡＯＩが最善の治療薬となることは少ないのですが、ＭＡＯＩを服用する場合はうっ血除去薬を避け、さまざまなチーズ、ワイン、ピクルスなどの高レベルのチラミンを含む食品の摂取を避ける必要があります。チラミンとＭＡＯＩの相互作用によって血圧が急上昇する場合があり、脳卒中を起こす危険性があります。MAOIを服用する場合は、食事制限のパンフレットを医師からもらって、常時持ち歩くようにしてください。ほかの抗うつ薬には食事制限は必要ありません。また、セロトニン症候群の危険性があるため、MAOIとほかの抗うつ薬、特にSSRIとの併用は禁忌とされています。

薬物療法以外の心と体の治療法

うつ病のための生物学的な治療法は、薬物療法しかないというわけではありません。ほかにも身体をターゲットとした効果的な介入方法があります。身体に介入することによって、結果的には感情、認知、行動の変化が起こります。ここでは毎日の生活習慣と代替医療を紹介します。繰り返しになりますが、皆さんはうつ状態にあるパートナーのための情報通のアドバイザーかつサポーターを目指しているわけですから、できる限り多くの介入法について知っておくことが大切になります。

エクササイズ

最も効き目があるのは運動です。エクササイズは、うつ病の治療にとても大きな効果があることが明らかになっているのですが、その効果は次の４つの理由によるものです。まず、体を活発に動かしている人は体の調子が良くなりますので、気分が良くなります。次に、自分が体に良いことをきちんと続けていると思うことで、自信がつきます。さらに、運動をして激しく体を動かしていると、うつうつとした気持ちを一時的に忘れることができます。そして最後に、エンドルフィンラッシュも得られます！

脳の研究者であるダヴィド・S・シュレベール(32)は、エクササイズによってエンドルフィンが活性化されると、すぐに自信を感じ、気分が良くなるだけではなく、それ以上の効果があると述べています（66頁）。

運動はいったいどんな不思議な仕組みで脳の感情の働きに影響を与えるのでしょうか？　その答えはエンドルフィンにあります。エクササイズを行うことによって、エンドルフィンが分泌され、もともと備わっている喜びを感じる機能が刺激を受けます。その結果、喜びを感じる機能の全体的な感度が高くなっていきます。定期的にエクササイズをすると、毎日の中で出会う小さなこと（友達、猫、食事、趣味、道で通りすがる人の微笑みでさえ）から、たくさんの喜びを感じることができるようになるのです。

✍**あなたができること**――簡単なことです。彼にエクササイズを始めるように、あるいは中断していたエクササイズを再開するように、できる限り応援してください。彼の分までスポーツジムの会員証を申し込んで、「一緒に行こうよ」と誘ってみましょう。彼の友達に頼んで、テニスやバスケに誘ってもらいましょう。スポーツジムで運動をしたり身体を活発に動かしたりすると、運動する前より必ず良い気分になるということを思い出させてあげてください。

薬物、アルコール

彼が体内システムに取り込んだものは、当然ながら、彼のうつ症状に大きな影響力を持ちます。コカインをしばらく使用していた人がそれをやめたとき、コカインをまったく使用したことのない人と比べてうつ病のリスクは高くなります。実際、薬物やアルコールといった物質はすべて、乱用された場合、乱用中もしくは乱用後にうつ病のリスクを高めます。例えば、パーティドラッグとして人気の「エクスタシー」は、脳内のセロトニンを活性化しますが（そのせいで気持ち良くなるのですが）、脳にとって必要不可欠な神経伝達物質であるセロトニンを脳が自分でつくり出す力を衰えさせてしまうのです（そのために、このドラッグを使った後はひどい気分になるのです）。そして、最も乱用されることが多いのは、なんといってもアルコールです。ほろ酔い気分のときはどんなに良い気分になれるとしても、アルコールは化学的にいえば抑制薬であり、神経の活動性を低くしてしまうものなのです。

✎**あなたができること**——夫、恋人の男性がドラッグやアルコールを使用するのを、そのパートナーであるあなたがコントロールするのは難しいでしょう。これはもう何世紀にもわたって変わらない男女関係の真実です。しかし、あなた自身がドラッグやアルコールをどう抑制するかを彼に見せることで、彼も少しは影響を受けるはずです。彼の主治医やカウンセラーに頼んで、彼が今のようなやり方でドラッグやアルコールを乱用していたらどんな危険があるかを強くきっぱりと指摘してもらうのもいいでしょう。そして、いつでも、どんなときでも、シンプルかつ直球勝負で彼に頼むこともできます。「あなたのこと、すごく心配しているんだよ。もうちょっと量を減らしてほしい／やめてほしい」というふうに。あるいは、一番まっすぐ向き合うやり方として、「お酒をやめて。それができないなら家を出ます」と彼に伝えます。

栄養

アルコールやドラッグの場合と同じように、食べ物もまた身体に大きな影響を与えます。うつ病の治療に欠かせないのは食生活の指導です。健康的な食生活を送っていない場合、気分が落ち込みやすくなる傾向があります。規則正しく、十分な栄養を摂っていれば、少なくともほかの治療方法の効果を損なうことはないでしょう。

さらに、体内のオメガ3脂肪酸の低濃度が気分障害に関連しているということが、いろいろな研究から明らかになりつつあります。おそらく、オメガ3脂肪酸は精神的な健康を整えるのに役立っているのではないかと考えられています。それは、オメガ3脂肪酸の働きが、ニューロンの受容体がほかのニューロンから発信されるシグナルをキャッチする働きを強めるからではないかと考えられています。言い換えると、オメガ3脂肪酸は思考、反応、反射という脳全体の流れをスムーズにして、効率をよくする働きがあるのではないかと考えられます。現在はさまざまな臨床試験が行われており、オメガ3脂肪酸のサプリメントを摂取することで軽度から中程度のうつ病と双極性障害が緩和されるかどうかが詳しく調べられています。

あなたができること――栄養に気を配り、1日3度の食事を取りましょう。買い物をするときも常に栄養について気を配りましょう。うつ病の方は、砂糖やカフェインを多く含んだ食品をできるだけ取らないようにするといいですね。朝食を必ず食べて、1日3度の食事を取るようにして、甘いものを取る代わりに果物や全粒の炭水化物（玄米、全粒粉のパンなど）を食べ、脂肪の少ないたんぱく質を十分に取り、水をたくさん飲むようにしましょう。葉酸を十分に摂取できるように、緑の葉物野菜をたくさん取りましょう。また、ビタミンB_6を十分に摂取できるように、バナナ、アボガド、鶏肉、緑の野菜、全粒の穀物を取りましょう。こういった食物を十分に摂取できるように、バランスの良いメニューを心がけましょう。

大西洋でとれるサーモン、ニシン、イワシ、オヒョウ（北洋産の大カレイ）、ブルーフィッシュ（大西洋岸でとれるムツ科の魚）、マグロ、サバなど、寒流でとれるような脂身の多い魚にオメガ3

脂肪酸がよく含まれています。新鮮な魚が十分に取れないときは、ＤＨＡやＥＰＡなどのオメガ３脂肪酸を含む市販の魚油サプリメントを取るのも良いかもしれません。菜種油、アマニ油、くるみ、スベリヒユのような薬物野菜は、植物性のオメガ３脂肪酸であるリノレン酸（ＡＬＡ）を多く含んでいます。４分の１カップ（約28グラム）のくるみを食べると、３オンス（約84グラム）のサーモンに含まれるのとほぼ同じくらいの、約２グラムの植物性オメガ３脂肪酸を摂取できます。[40]

代替医療

代替医療についても、ぜひ知っておいていただきたいと思います。セントジョーンズワートというハーブについては、かなりよく知られていますし、うつによく効いたという人が多いので、アメリカ国立衛生研究所（National Institutes of Health）がそれについて研究を行いました。中程度のうつ病患者を対象として、セントジョーンズワート、抗うつ薬のＳＳＲＩ、プラセボ（セントジョーンズワート、ＳＳＲＩと見かけが同じで有効成分を含まない錠剤）を３年間服用してもらい、効果を比べました。[21]全体的機能とうつのレベルを調べたところ、抗うつ薬はセントジョーンズワートとプラセボよりも効果がありました。この研究からは、大うつ病に対してセントジョーンズワートが効果を持つということは示されませんでしたが、軽度のうつ病に対してはどのような効果があるのかということをアメリカ国立衛生研究所は引き続き検証しています。たくさんの人を対象とした大規模臨床試験によって効果が実証されているわけではありませんが、マオウ、銀杏葉、エキナシア、朝鮮人参などのハーブ系サプリメントもよく使われています。

✎あなたができること――この分野の研究では日々新しいものが見つかっています。常に最新の情報を入手するようにしましょう。代替医療に良い印象を持たない医師は多いのですが、主治医とこういった情報について話し合ってみてください。代替医療を試したことのある人に相談して、ホメオパシー（ホリスティック医療のひとつ、同毒療法）療法家、鍼灸師などの分野で良い治療者を知っているかどうか聞いてみましょう。

変化をサポートする

この章では、生化学的な治療、ライフスタイルの変化について扱ってきました。このどれもが、あなたのパートナーのうつの治療に役立つはずです。しかし、これを実行するかどうかは、最終的には彼が自分で判断し、決断しなくてはなりません。このとき、あなたの役目は次の４つです。どれをとっても彼が絶対に実行してくれると保証できるものではありませんが、少なくともその可能性を高めることができるはずです。

・勇気づける、教える

薬物療法とその副作用、運動や栄養の効果についてよく理解しておくと、それを彼に教えてあげることができますね。新聞や雑誌の記事、インターネットの情報で良いものを見つけたら、彼に見せてあげましょう。彼は自分でそういう情報を探す気力を持てない状態にあるので、よく知らないことが多いはずです。でも、あなたが代わりに見つけてくれれば、きっと目を通してくれるはずです。

・彼と一緒に取り組む

彼にもっと運動してほしいと思うときは、あなた自身も彼と一緒にスポーツクラブに入会できるといいですね。彼に体に良いものをもっときちんと食べてほしいと思うときは、あなた自身の食生活から改善してみることができます。アルコールやコーヒーを控えてもらうときも、あなたからまず控えてみましょう。ここで大切なのは治療プログラムにできるだけスムーズに取り組んでもらうことです。もちろん、あなたにとって変えたくないと思うような大切なものはそのまま続けていただいてかまいません。彼に勧める前にあなた自身も同じことをやってみるというのが難しい場合もあるでしょう。でも、できるものだけでいいので彼と一緒にトライしてみてください。

・環境を変える

行動心理学者は次のように言っています。良い行動を褒めて強化したり考え方を変えるだけでは行動の変化は起こらない、環境もまた変える必要があるのだと。環境を変えることで彼の行動が変化する可能性が大きくなるのです。二人の目指すゴールが「天然のサーモン（とそれに含まれるオメガ3脂肪酸）をもっと食べる」というものであれば、冷蔵庫の中の環境を変え、いつでもサーモンが食べられる状態をつくっておくという作戦が良いですね。「アルコールを控える」というゴールのためにはお酒を飲む機会を避けることも大切です。「毎日きちんと薬を飲む」というゴールのためには、彼の努力を軽減するために、ピルケースを使って、毎回飲む薬を分かりやすく1回分ずつ分けて用意しておくといいですね。「運動する」というゴールのためには、彼が運動したいという気持ちになるように、彼の好きなスポーツのラケットなど、新品のカッコいいものを買ってあげるのもいいですね。

・言葉と態度で

彼の治療プログラムについてあなたが話したことは、はっきりと口にしたことでも、うっかり口を滑らしたことでも、あなたが思う以上に大きな影響力を持ちます。「家の中に甘いものを置いておけないなんてつらいね」とふとあなたがもらしたら、彼はそれを口実に甘いものを断つという自分の食事療法をやめてしまうかもしれません。「薬を飲まないとやっていけないなんておかしいよね」というようなコメントをすると、彼は自分を恥ずかしく思い、必要な薬物療法も嫌がるようになる可能性があります。あなたが銀杏葉のサプリメントを勧める医者のことを「ヤブ医者じゃないの」とばかにすると、彼も同じように思うようになるかもしれません。

まとめ

うつ病のための生物学的、身体的、生化学的な治療方法が絶対に必要なケースもありますし、そうでなくても検討する価値のあるものです。あなたのパートナーがたくさんの情報を入手して、自分に必要なものを正しく判断するのを助けるためには、あなた自身もまた、うつ病の生化学とさまざまな抗うつ薬の基礎知識を知ることが大切です。本人に合った主治医を見つけること、その主治医に正しい質問をすることは何よりも大切なことです。運動、アルコールや薬物の乱用、栄養など、彼のうつに影響を与える可能性のある生活スタイルについて理解しておくのもとても大事なことです。うつ病のように複雑な病気に対しては、代替医療についてもひとつの選択肢として取り入れてみることを考えてもいいでしょう。

◇❖第8章
二人の関係——セックス、思いやりと愛情

愛情関係には2種類のものがあります。セックスを含めた身体的な愛情と、お互いに心を開いて正直に本当の気持ちを伝え合う、思いやりによる愛情です。うつ病は愛情関係に影響を与えます。また、うつの症状には二人の関係が密接に影響を与えます。

第8章では、うつ病がセックスを含めた身体的な愛情表現に影響を与えること、そしてうつ病の治療（特に抗うつ薬による薬物療法）が彼の性的欲求や性的機能に影響を及ぼすということを学んでいきます。さらに、二人の間で思いやりと愛情がなくなっているとき、それがどのようにうつ病に悪影響をもたらしているか、どうすれば二人の関係上の問題を和らげ、心を開いて本心を伝え合い、お互いを思いやることができるのかを考えていきましょう。もちろん簡単ではありません。こ

うすればいいというマニュアルもありません。ですが、少しでも二人の関係が良いものになれば、彼にとって、あなたにとって、そして二人の関係にとって大きな効果がもたらされるでしょう。

セックスと男性のうつ

うつ病に苦しむ男性は、性的欲求がなくなってしまうか、異常に高まるかのいずれかになります。相手から自分が責められていると感じやすくなるか、もしくは強く嫉妬するようになります。あるいは、セックスさえしていればうつうつとした気分を感じなくて済むというように、セックスを単純な解決策として使うようになるかもしれません。

彼が性的関心を失ってしまったら

男性がうつ病になると、性欲が失われることが多いものです。[25] このような性欲の低下には多くの理由が考えられますが（一時的なストレス、身体疾患、薬物療法の副作用、二人の関係の悪化、加齢、ホルモンの障害など）、うつ病そのものが最も大きな原因である場合がほとんどです。うつ病という病気は性欲を低下させてしまうのです。

彼があなたに対して性的な関心を示さなくなると、あなたは自分にはもう女としての魅力がないのかと傷つくことでしょう。彼自身もまた自信を失っています。セックスをしたいとも思えない、したいと思っても勃起できない、あるいは勃起を維持できないといったどのような理由によるものであっても。彼がそういう状態にあるとき、「自分は駄目な男だ」と自己嫌悪させてしまう状況はできる限り避けたいものです。特に彼がうつ状態にあるときには。

彼が性欲を失ってしまったとき、次の2つの反応が起こります。ひとつめは自己嫌悪です。「恥ずかしい。俺は男ではない」と自分を恥じ、あなたをがっかりさせてしまったことに対して落ち込み、愛されなくなるのではないか、求められなくなるのではないかと恐れます。そして、自分を情けなく思うあまりに自分の殻に閉じこもってしまうでしょう。

もうひとつの反応は、あなたを責めるというものです。自分の殻に閉じこもった状態で自分を恥じながらあなたを責めることもありますし、あなたの側だけの責任であるとしてあなたを責める場合もあるでしょう。「自分は駄目な男だ」ということを認めたくなくて、それがあまりに苦痛なので、あなたのせいにしようとするのです。あまりにも強いショックを受け、それは自分のせいではないと思いたいのです。そしてほかの原因を見つけようとするのです。「妻のせいだ！　あんなに太った姿を見たら萎えるに決まってるだろう！　それに妻は俺のことを愛してくれているようには見えない。俺は傷ついているんだ。妻の顔なんて見たくもない」というように。そして浮気しても当然だと思うようになるかもしれません。新しい相手に出会えば、その新鮮さや達成感によって一時的に性欲は戻るかもしれません。そうなると彼はますます「勃起しなかったのは妻が悪いからだ。俺自身のせいではなかった」と思い込むようになります。

✎**あなたができること**――彼があなたを責めることなく、自分を情けなく思っているだけであれば、我慢強く接し、思いやりと愛情の気持ちを伝えることが彼の支えとなるでしょう。セックスできないのは彼があなたに魅力を感じられないからではなく、彼のうつ病が原因なのだということを理解してあげられると良いですね。もしあなたが「私に魅力がないから、できないんでしょう！」と思い込んでしまうと、あなたも彼も傷つくことになります。あなたが自分にどう言い聞かせるかがポイントです。以下の例を参考にしてください。

●「彼は今までみたいに精力的じゃないけど、でもこれはうつ病という病気のせいなんだ」
●「彼は今までみたいに精力的じゃないけど、これは抗うつ薬の影響なんだ」
●「彼も私も、年をとると昔みたいな性欲を持てなくなって嫌だなあ。それは私に女としての魅力がないからっていう意味じゃないんだよね」
●「このせいで彼は落ち込んで自分を情けなく思っているみたい。これ以上落ち込ませないようにしないと。彼のせいじゃないって言ってあげないと」

もし彼があなたを責めるようであれば、事態はもう少し複雑です。相手の悪いところを探そうとすれば、いくらでも見つかるものです。完璧な人などいないのですから。太った、付き合っているときやハネムーンのときのように魅力的ではなくなった、ということを言い出せばきりがありません。

彼が自分の中にある自己嫌悪や罪悪感から目をそむけ、あなたを責めれば、彼も、あなたも、そして二人の関係も傷つくことになります。彼の言葉を鵜呑みにして自分のせいだと思ってはいけません。彼の言うことをすべて受け入れることなく、正しいと思われる部分だけ建設的に受け止めるようにできると良いですね。

●「そうだね。あなたの言う通りかもしれない。もっとあなたのことを気にかけるようにできるといいかもしれないよね。そうしたら良くなるかもしれない。でも、すべて私のせいだって言うのはやめてほしいな」

●「セクシーなムードをつくるようにもう少し努力してみるね。でも、あなたが私を責めるのをやめてくれれば、もう少しそういう気持ちになれると思うな」

彼の気持ちを尊重しながらも、きっぱりと彼に言い返すことが必要な場合もあるでしょう。

●「私は完璧な妻ではないけど、だからって、何を言ってもいいような駄目な妻ってわけでもないよね。あなたを責めるわけじゃないけど、あなただって完璧な夫じゃないよね。私たち二人はパートナーでしょう？　あなたがセックスに興味を持てなくなったからといって私だけを責めるのは不公平だと思う」

●「あなたと一緒にどうしたらいいかを考えていきたいって思ってるよ。でも、あなたの心の中が私を責める気持ちでいっぱいだったら、とてもそんな気持ちになれない」

過去にあなたがセックスしたいという気持ちになれないときに、彼がそれを分かってくれなくてつらい思いをしたことがあるのではないでしょうか。今回は立場が入れ替わっています。あなたが拒絶される側になり、深く傷つき、不安を感じ、時には腹が立つときさえもあるでしょう。セックスしたくてたまらないようでなければ男らしくないとまで感じる人もいます。あなたの中にもそういう気持ちがあるなら、この状況をどうとらえるか、どう感じるか、それをどう自分に言い聞かせているかをしっかりと振り返る必要があります。あなたに対する仕返しとしてセックスをしない、浮気をしているという確固たる証拠がない限り、彼はわざとそうしているわけではないと理解してあげましょう。そして、自分の過去を振り返り、セックスを断るのは体調のせいであって、故意に拒絶しているわけではないのに、わざとそうしていると誤解されるのはつらかったなという気持ちを思い出してください。辛抱強くなりましょう。彼はそうしたくてしているのではありません。あなたのせいでもありません。私はいつも男性たちに、パートナーの女性がセックスしたがらないとき、このように言い聞かせています。次のように考えるといいでしょう。

●「相手がセックスしたいと思っているときに、自分がそういう気持ちになれないと苦しいし、実際は相手のことを嫌だとか拒絶したいと思っているわけじゃないのに、そんなふうに誤解されるとつらいよね。彼の気持ちも分かってあげよう」

●「確かに私の中には、性欲がないなんて男らしくないなっていう気持ちもある。それが偏見だっていうのも分かってるから、彼にそういう気持ちが伝わらないような態度をとってあげなくちゃ」

●「拒絶されるとすごく傷つく。それは仕方ないことだよね。でも、しっかりしなくちゃ。このことはそれを伝えたらなんとかなるようなものじゃないし、大切なことなのだから、そういう気持ちを彼にぶつけないようにしないと」

彼の性的欲求が異常に高まったら

男性型うつ病の症状のひとつに性欲亢進もあります。それが双極性障害の躁状態によるものである場合もあります。通常は、うつ病による嫌な気持ちと、自分を情けなく男らしくないように思う気持ちをなんとか払いのけようとして（無意識のことが多いのですが）、無理やり性欲を強く持とうとしている場合が多いものです。

このとき、彼が自分をごまかそうとしてセックスしようとしているのがあなたにも感じられるかもしれません。隠れうつの多くの男性は、セックスさえすれば、その間はうつの嫌な気分を（一時的に）感じなくて済むと思い込んでいます。これは彼らにとっては、薬物療法を受けるよりも、カウンセリングやほかのうつの治療法を試すよりも、ずっと男らしく感じられます。身体的にも満足し、脳の生化学的にも快感が起こり、自信も感じられます。そして気分が良くなることもあります。ちょうどお酒を飲むと痛みが〈まし〉になるような感じです。セックスもまったく同じ働きをするのです。

すると彼は、「セックスすれば気分が良くなるんだったら、いつもセックスしていたらいいんじゃないか?」と思うようになります。毎日、2日に1回、浮気をして、複数の人と同時に、アダルトビデオを見ながら、スリルを楽しんで、パーティの最中にクローゼットに隠れて、子どもたちの寝ている部屋で……。

セックス依存症になる男性の多くは、その根本にうつ病がある場合が多いものです。心の中にあるうつろな気持ちから逃げ出すようにして、セックスに取りつかれたようになり、依存するのです。

あるカップルが私のオフィスに夫婦カウンセリングを受けにきました。夫の度重なる浮気のために二人は離婚寸前でした。結婚生活の破綻について夫が話し始めたところ、真っ先に妻を責め、「妻の愛情が足りないからこうなったんだ。結婚して20年になるが、妻はどんどんセックスを嫌がるようになった。そのせいでこうなったんだ」と言いました。最初に聞いたときは、それももっともな話だと思われましたが、しかし実際の様子が明らかになるにつれて、とてもそうは思えないことが分かりました。彼は1日2回セックスを求め続け、妻が週に2回しかセックスをしたがらないことに対し非難していたのです！　頻繁にセックスをしたいという気持ちそのものは問題ではありません。個人差があるものです。しかし、20年来の妻を裏切って浮気を続け、家庭を崩壊させる理由が、妻が週2回「しか」セックスしたがらないということである場合は、セックス依存症が疑われます。そして、それが隠れた重度のうつ病から必死で逃げ出そうという試みだったのです。

✍**あなたができること**――彼はセックスを通じて「うつ病じゃない感じ」を追い求めているのであり、セックスの要求に応じられないからといってあなたが罪悪感を感じる必要はありません。また、セックスに多くを期待し過ぎると、素晴らしく満たされた気持ちを感じるはずの時間も台無しになってしまいます。あなたの役目は、あなた自身の自然な性欲と彼の欲求に折り合いを付けられる点を見つけることです。時には妥協してもいいでしょうし、時にはきっぱりとあなたの気持ちを伝えましょう。それだけでいいのです。「お前がセックスさせてくれないから俺はうつになるんだ」と言われても、信じてはいけません。次のように考えるといいでしょう。

●「彼は私が彼の求めに応じないのが悪い、それさえ変わればすべてうまくいくって言っているけど、それは本当じゃない」

●「彼の求めるタイミングと私の求めるタイミングは違って当然。私も、彼の気持ちを受け入れてあげたいって思うけど、彼にも同じようにしてほしい。この日は二人だけで過ごす日って決めておけば、私にとっても彼にとっても良いかもしれない」

●「彼の求めに応じてセックスをして、彼の気分を良くしてあげなくちゃと思う義務は私にはない」

●「彼があまりに強くセックスをしたがっていると、私はあまりそういう気持ちになれない。二人の関係においてセックスはほんの一部分であって一番大事なものではないはず」

彼がセックスを強く求めるあまりに、婚姻関係を壊すような行動に出る場合（浮気、無謀な性的行為の強制）、「これ以上は我慢できない」というラインを設定し、彼がそれを守れないときは別れるべきです（第11章参照）。

嫉妬

彼が自分を嫌悪して情けなく感じているとき、当然ながら他の人が自分に魅力を感じたり好きになってくれるとはとうてい信じられないものです。この状態と、男性型うつ病に特徴的な、気分の悪さを人のせいにする傾向とを合わせると、嫉妬と独占欲の交じり合ったカクテル状態になります。

私のクライエントのマルコムは、長年にわたって男性型うつ病に苦しみ、良くなったり悪くなったりを繰り返していました。妻のローラに対してどんどん不満を募らせて、自分の気分が悪いのは彼女のせいだと言うことが多くなっていました。

彼のうつ病、自分の殻に閉じこもった態度、7歳以下の小さな子どもが2人もいるという理由から、ここ数年はセックスレスになっていました。夫婦セラピー（夫婦同席で行うカウンセリング）を続けるうちに、二人の関係は少しずつ良くなってきました。ある日曜日の夜、マルコムにとってもローラ自身にとっても驚きだったのですが、ローラがマルコムをセックスに誘い、何カ月かぶりにとても情熱的に振る舞いました。

マルコムも喜び、安心し、うつも良くなるのではないかと思われたのですが、ところがマルコムはその反対の態度を示しました。セックスを始め、素晴らしい時間を過ごして1時間もしないうちに、彼の気分は変わり、退いてしまいました。そして彼女に向かって怒鳴り始めたのです。「君が僕とセックスして感じているのは僕じゃない相手を想像しているからだろう！　浮気しているんだろう！」と。

この痛ましい出来事の裏には、マルコムの心の中に秘められた自己嫌悪があったのです。彼は自分にこう言い聞かせていました。「彼女が今の僕に魅力を感じるわけがない。僕は駄目な男だ。誰だって嫌になるはずだ。僕がどん底にいるっていうのに、彼女は僕を見捨てようとしているんだ。僕のことを本当に思ってくれるのは息子だけだ」と。

別のクライエントの女性は、夫がうつ状態にあるときの、二人の間での恐ろしく苦痛に満ちたやりとりについて話してくれました。彼女の夫はセックスの面でも思いやりの面でも彼女が彼をまったく大切にしようとしていないと不満を訴えていました。彼女が5歳の息子と共にその友達の誕生日パーティに出かけようとしていたとき、彼は息子に聞こえるような声で「また君は君の彼氏と二人で出かけるのか！」と怒鳴ったのです（彼氏とは5歳の息子のことです）。

✎**あなたができること**――男性型うつ病のこのような行動パターンは、不安と見捨てられる恐れから生じたものです。この行動パターンに対しても、この本全体を通じてあなたにお伝えしているアドバイスが効くはずです。彼の今の状態を理解しようとしてあげること、彼を安心させること、彼がおかしなことを言うときは聞き流すことです。

不安と自信喪失の真っ只中にいる男性はとても傷つきやすくなっています。彼、あなた、そして二人の関係のために、シンプルなメッセージを何度も優しく彼に伝えてあげてください。例えば、「私はあなたのこと、とても好きだよ。あなたは私にとってすごくいい男なんだよ。ときどき私のこと、心配しているよね。でも、あなた以外のほかの人に興味なんてないんだよ」というふうに。

もしも彼が不安や嫉妬を行動として現し、あなたに怒りをぶつけ、あなたを何度も傷つけてしまうようであれば、先ほどの例のように対応する必要があります。私はこんなＤＶ（ドメスティック・バイオレンス［家庭内暴力］――怒鳴ったり、あなたばかり非難するという精神的な虐待もＤＶです）にはもう我慢できないとはっきり、きっぱり彼に伝えなくてはいけません。自分自身ではコントロール不能になっているときにあなたにそういうふうにきっぱりと限界を示してもらうことで、やっとやめることができるという場合もあります。しかし、そういうふうに言われて逆上し、まったく受けつけようとしない場合もあるかもしれません。どんどんエスカレートしてしまうときは、二人の関係を終わりにするという選択肢しか残らないかもしれません（第11章参照）。

セックスさえすればうまくいく？

多くの女性が次のようなことに困っています。夫がセックスにばかり気を取られ、「もっとこっちの求めに応じてくれたら、俺はうつにならなくて済むんだ。それが分からないのか？」、「前より話もしているし、お前の話もよく聞いてやっているだろう？　だから今度はお前が俺の言うことを聞く番だ。もう少しセックスの回数を増やしたっていいだろう？」ということを言ってくるというのです。

✎**あなたができること**――あなたは自動販売機ではありません。小銭を何枚か入れたらほしいものが出てくるというように、「彼が○○をしたら、求めに応じる」というわけにはいきません。でも、彼が二人の関係を良いものにしようと努力してくれて、積極的に愛情表現をして、家事を手伝い、あなたの気持ちを理解しようとしてくれれば、あなたも彼に対して愛情を感じられるのは確かですよね。女性週刊誌などではよく「前戯とは皿洗いのこと！」というふうに書かれています。家事さえ手伝ってくれれば、ご褒美にセックスするとまではいかなくても、彼に対して感じる怒りが和らぎ、彼をもっと愛しく思うようになれば、自然と彼の求めにも応じやすくなりますよね。

男性にとって、愛する女性と体の関係を持つことは自信と幸福感の源です（特に、自分を求めてくれる女性がずっと自分のそばにいてくれるというのは、自分がそれなりの男であるという証明になります）。体の関係を持つだけでうつ病が治るというわけではありませんが、うつを悪化させるということは決してありません。愛する女性と体の関係を持つことで、男性は愛する人との絆を感じるのです。そしてそれが、彼の傷ついた気持ちを癒すものとなります。あなたが無理をして我慢して彼の求めに応じるのではなく、あなたにとって無理のない範囲で、セックスを二人にとって大切なものとして考えることができれば、あなたにとっても二人の関係にとっても、良い結果に結びつきます。あなた自身がセクシーな気分になれるようにいろいろ工夫してみるのもいいですね。キャンドルを灯す、「こういうふうにしてくれたら嬉しい」と性的なファンタジーについて話す、子どもたちが家にいない二人だけの時間をつくる、一緒にダンスに出かける、お互いにマッサージをする、あるいは一緒にガレージを片付けることであってもあなたにとって良いムードだと感じられるものであればやってみる価値はあります。女性週刊誌や本などで取り上げられている多くのテクニックの中からいくつか試したり、あなた自身が見つけ出したテクニックを活用してみるのもいいかもしれません。

抗うつ薬とセックス

彼が自分の落ち込んだ状態を自覚して、あなたにそれを話し、専門家の助けを求め、抗うつ薬を飲み始めた……。抗うつ薬が効いてきて、少しずつ気分が良くなってきた……。せっかくここまで来たのに、性欲が落ち、うまく勃起できなくなってしまうと、あなたも彼もとてもがっかりしてしまうことでしょう。SSRIという最もよく処方され、効果のある抗うつ薬でも、60％の男性が性的機能における副作用を感じています。[43] 男性にとってセックスがどれほど大切なものであるか、つまり男らしさを確認し、自信と幸福感をもたらしてくれるものであり、愛する人と体の関係を持つことができるということが男性にとってどれほどかけがえのないものであるかを考えると、性的機能の面で副作用があるというのはとてもつらいことですよね。

よくみられる副作用

SSRIによる最も一般的な性的副作用は、遅漏、そしてオーガズムの欠如あるいは遅れです。性欲の低下もよく起こるのですが、それが薬の直接の副作用なのか、それとも遅漏やオーガズムの欠如によってセックスを以前のように楽しめなくなった結果そうなるのかはよく分かりません。以前のように楽しめなくなったものに興味が持てなくなるのは自然な感情です。性欲が低下する可能性について主治医がしっかりと伝えてくれないこともあります。そのため、こうなると男性は友人に相談することもないままに、「自分はもう彼女のことを愛していないのではないか」と疑問に思うようになります。つまり、「彼女のことを前ほど愛せなくなっているから勃起できないんだ。そのせいだ」というように考えるわけです。

薬物療法の選択肢

こういった副作用があるからといって、すぐに薬を変更するのはお勧めできません。しばらくすればこういった副作用がなくなることもあります。薬に慣れて性的な副作用が解決する場合もあります。また、主治医に相談して、薬を飲むタイミングや用量を変えたりすることもできますし、性的副作用の少ない薬に変更することもできます。

例えば、ウェルビュトリンＳＲ（本邦未発売、ＳＳＲＩではない抗うつ薬）は、うつ病の薬物療法の選択薬のひとつですが、ＳＳＲＩとの併用、もしくはＳＳＲＩに代えて使用した場合、ＳＳＲＩによる性的副作用を緩和する可能性があります。ほかにも、非定型抗うつ薬であるイフェクサー（本邦未発売）は、ＳＳＲＩに比べて性的副作用が少ないと言われています。サーゾーン（本邦未発売）の性的副作用はほとんどないのですが、眠気や胃のむかつきを起こすことがあります。あなたがこの本を読んでいるころには、もしかするともっと多くの選択肢が新たに登場しているかもしれませんね。

休薬日

休薬日とは、性的副作用を管理しながら、抗うつ薬の効果を最大限に得る方法です。薬物療法にお休みの日をつくるのです。例えば、ＳＳＲＩの服用を木曜日に中止して、日曜日の午後に服用を再開します。うまくいけば、週末の性的副作用を回避できます。しかし、こういった休薬日を設けても良い薬と駄目な薬があります。また、彼が服薬を再開するのを忘れてしまう場合や、週末よりも週中に性的機能を取り戻したいという場合には、薬物療法が効かなくなってしまいます。いずれにしても、必ず主治医と十分に話し合ってから試すようにしてください。

性的な副作用についてきちんと話し合う

セックスの機能について主治医と話し合うというのは、彼にとってはなかなか難しいものです。特に、うまく勃起できないというテーマについてはなおさらです。抗うつ薬への反応も副作用も、大きな個人差があります。どんな優秀な医師も、彼が自分の症状について詳しく説明しようとしない限り、副作用の相談にのることはできないのです。

こういうときもあなたの出番です。彼のそばにいて、彼を支え、彼の様子を見ているあなただからこそ、彼の変化を見極め、詳しく説明することができるはずです。彼の説明だけではなく、あなたからの客観的な情報を医師に伝えることがとても役立つはずです。
うつ病発症前、発症後、抗うつ薬が効いてきた後の彼の状態を比べてみると、性的な副作用について正しい情報が伝わります。

★エクササイズ——彼の性的な関心のレベルを知る

以下の質問は、Intimacy and Depression: The Silent Epidemic（『夫婦関係とうつ病——隠れた病』）というアメリカの公共情報冊子の中で、アメリカ夫婦療法／家族療法セラピスト協会のために作成されたものを基にしています。ぜひ、これを使って記録を作ってみてください。

あなたのパートナーが、抗うつ薬の副作用によって性的な問題が生じているかどうかを、この質問にそって記録してチェックしてみましょう（彼に聞いてもいいですし、あなた自身の印象でもいいのです）。もちろん、彼の状態は抗うつ薬以外のいろいろなものに影響を受けているでしょう。生活環境、二人の関係に対する彼の気持ち、身体疾患などなど。ですが、彼の状態を記録しておくことによって、薬物療法の影響がどのようなものかを判断する際の目安になるはずです。
厳密に時間を測定する必要はありません（射精まで何分、何秒かかったかなど！）。各項目に従って、彼の様子について一言二言メモしてください。彼が抗うつ薬を飲み始めて1～2週間後から少なくとも1カ月か2カ月は記録を続けましょう。それによって、性的な面に副作用が出ているかどうかをチェックすることができます。記録を見て、変化が起こったことに気づいたら、主治医に話すように彼に勧めてください。薬物療法によってもたらされた効果と比べればこういった副作用はたいしたことではないと彼は言うかもしれませんが、それでも主治医に話してみることで良い方法が見つかるかもしれません。あなたも彼も我慢し続ける必要はないのです。

性的な関心（頻度、全体的な関心、マスターベーション）
うつ病になる前――
うつ病が最もひどいとき――
抗うつ薬の服用を開始してから1～2週間後――

性的興奮（勃起は可能か、どのくらい持続するか）

うつ病になる前――
うつ病が最もひどいとき――
抗うつ薬の服用を開始してから１～２週間後――

興奮の持続（挿入可能な勃起かどうか）
うつ病になる前――
うつ病が最もひどいとき――
抗うつ薬の服用を開始してから１～２週間後――

射精（射精できるか、そのために必要な時間）
うつ病になる前――
うつ病が最もひどいとき――
抗うつ薬の服用を開始してから１～２週間後――

✍**あなたができること**――こういったテーマの多くについて当てはまることですが、知識は力です。あなたのパートナーが性的な関心を失ってしまったとき、あなたがそれをどうとらえ、どのように考えるかということは、とても大きな違いを生み出します。抗うつ薬の副作用であるということが分かれば、ここで述べた方法を使って問題を解決することができますね。そこまではいかなくても、これを読んだあなたは「彼がこうなったのは、もう私に興味が持てないからだ」と誤解することはないですよね。彼を責め、怒り、傷つき、自分を責める必要はないのだということが分かるでしょう。

抗うつ薬の副作用でセックスができないとなると、どちらがより彼によって利益があるのかを天秤にはかってみることになるかもしれません。抗うつ薬は効いているか？　効いているとして、それが彼の性欲や性的な機能を一時的に損なっているとしても、抗うつ薬を続けた方が彼にとって価値があるだろうか？　ほかの選択肢よりもやはり今の抗うつ薬が良いようなので、しばらくの間は我慢できるという場合もあるでしょう。二人で話し合い、良い妥協点が見つけられるといいですね。

セックス以外の二人の関係——心を開き、思いやり合う愛情関係

本書がお勧めする方法や工夫はすべて、あなたと彼のため、そして二人の関係を良いものにするためのものです。中には、うまくいかないというものもあるかもしれません。ある程度は役に立つ

けれど、ちょっと違うという場合もあるでしょう。一番良い方法というのは、こういったテクニックではなく、あなたと彼の心の中にあるものなのです。そしてそれが最も強い効果を持ちます。

うつ病を癒すための一番効果的な方法とは、相手を信じて心を開き、お互いの気持ちを伝え合うことです。しかし、そうしようとすると、うつ病がまさにその過程を邪魔するものであることに気づくはずです。なぜかというと、男性はうつ病になると、自分の気持ちから目をそむけてしまうからです。あまりにもつらく、苦しい思いから身を守ろうとして、自分の心を切り離してしまうのです。人生の危機に直面したり、人格が十分に成熟したり、カウンセラーや妻といった良い聞き手にめぐり会えることによって、仮面を取り去って、これまで立ち向かうことができなかった心の問題に立ち向かうことができるようになることもあります。自分の心と向き合わないように、心を開かないように必死で闘うことこそが、うつの症状を悪化させてしまいます。彼が良い機会に恵まれて、勇気を持って自分の本当の気持ちと向き合うと、涙を流し、自分が傷ついていることに気づかざるを得なくなってしまうかもしれません。自分の本当の気持ちを受け入れることで弱さを感じ、「うつがひどくなる」と思われるかもしれませんが、そうではありません。「素直になる」という大切なことなのです。

自分に素直になり、心開いて誰かにそれを伝えることによって、相手との関係は深く、親密なものになります。そうなると、もっと心を開けるようになります。偉大な心理学者のカール・ユングは次のように述べています。「人は自らの性格を知ることはできない。自分自身を知るには必ず他者が必要なのだ[14]」（165頁）と。

もちろん、あなたが彼の代わりに彼の心を開くことはできません。でも、彼がそうできるように手助けすることはできるはずです。

自分の気持ちを受け入れること

自分の気持ちを受け入れるということは、うつ病の男性にとっては、自分をごまかさないことを意味します。研究者であるコラルッソとネミロフ[8]（86頁）はこのことを、「どれだけ自己愛が傷ついてしまうとしても、外で起こっていることと、心の中にある気持ちをどちらもしっかりと受け入れること」であると定義しています。

「自己愛が傷ついてしまうとしても」というのは、例え彼自身が嫌な気分になっても、「自分はこういう人間だ」という自己イメージに合わないことでも、周りから見て情けなく見えるとしても、という意味です。もしそうであったとしても、自分の気持ちから目をそらさず、自分の感情や行動を確かに自分のものとして受け入れることは可能なはずなのです。

私のクライエントであるダニエルは何年もの間うつ病に悩まされ、良くなったり悪くなったりしながらも、ずっと不機嫌な状態でした。あるとき、不満と苛立ちがたまりにたまって、妻に向かって灰皿を投げつけてしまいました。妻は14針も縫う大怪我をして、離婚の危機となりました。その数カ月後、二人はどうにかして離婚の危機を乗り越えようとしていたのですが、妻はダニエルに向かって「家のことを手伝ってって頼んだときあなたはすごく嫌な顔をしたじゃない！」と言って非難してしまいました。

するとダニエルは激怒して次のように言ったのです。「ずっと妻に対して申し訳なく思って、優しく接するようにしてきたし、何でも手伝ってきたのに！　嫌な顔なんかできるわけないし、いばったような態度もとるわけないだろう！」

これが彼の自己愛の傷ついた瞬間です。「自分がそんなことできるわけないのに！　どうして彼女はそんなことを言えるんだ！」という気持ちです。こういうふうに感じてしまうと、さらに心を開いて素直な気持ちを伝えることができなくなってしまいます。自分の心に素直になることのできる人ならば、このように離婚の危機に瀕しているときに、自分にこう言い聞かせることができるはずです。「傷ついて腹を立てている場合じゃない。妻に対して申し訳ない、優しい気持ちを感じつつも、家事は嫌だな、めんどうだなと思うことだってあるだろう？　たとえそれが（特に！）一番大事に思って、甘えられて、情けないところを見せられる人であっても、そういう相容れないような気持ちを感じることだってあるはずだ」。

あるいはシンプルに「彼女の言う通りかもな」と受け止めることもできるでしょう。

別のクライエントのミッキーは、ダニエルとは違って、「自分に素直になり、心を開く」方法を身につけたのです。彼は慢性的なうつに苦しんでいて、そこから必死に抜け出そうともがいていました。気分が高揚して、ハラハラドキドキするようなことを求めるあまりに、アルコールと浮気に依存しているような状態でした。何をやってもうまくいかず、ボロボロになり、離婚は目前でした。そのとき、彼は自分の頭を壁に打ちつけ、「しっかりしろ！　男だろう！」と自分に言い聞かせました。ＡＡ（アルコール依存のための自助グループ）に参加して、治療とカウンセリングを始めたのです。このようにしていくうちに、彼はＡＡの中で「自分の気持ちにしっかり向き合う」という偉業を成し遂げたことで周りから賞賛を受け、心の奥底にあった無力感と自分の欠点を受け入れられるようになりました。

ミッキーは私に「まるで生まれ変わったような気持ちです」と教えてくれました。宗教的な意味ではありません。素直に自分の心に向き合うという作業についてこのように表現してくれたのです。ボブ・ディランの歌詞をもじって「僕は透明人間になったよ――隠すべき秘密なんて何もないんだ」と言います。妻はまた少しずつ彼のことを信じてくれるようになりました。そして新しい彼のことを好ましく感じてくれました。ミッキーは悟ったのです。「自分に素直になれるやつこそが、魅力的な男なんだ！」と。

何年も前のことですが、私もまたうつ状態になったことがあります。婚約者と話し合って結婚式をその3週間前に取りやめにしたときのことです。私自身もまたカウンセラーのところに通い、いったいなぜこうなったのかを理解してなんとか立ち直ろうとしました。彼女が自分にどれだけひどい仕打ちをしたのかという話を何度も何度も繰り返しているとき、カウンセラーは私の話を遮ってこう言いました。「彼女ではなく、あなたの方が彼女につらく当たっていたのではないでしょうか。はっきりと目立つやり方ではありませんでしたが、あなたの方がたくさんひどい仕打ちをしていたようですね」。私はそんなことを言ってもらうために高い治療費を払っていたわけじゃないと思い、弱々しく抗議をしました。しかし、そういう自分が恥ずかしくなり、自己嫌悪のあまりさらに落ち込みました。

でも、それから数時間のうちに、前よりずっと心が軽くなったのです。カウンセラーの言うことは正しいと気づくと、頭上を覆っていた雲は晴れ、「自分はこれまで思っていたような、欠点のほとんどない人間ではない」ということを受け入れられるようになったのです。開放感を感じました。うつうつとして、行き場のなかった嫌な気持ちが晴れていきました。まだまだ完全ではありませんが、うつはすっかり軽くなっていたのです。「自分は不完全な存在であることを少しずつ受け入れる(8)」（86頁）という心の作業の第一歩を踏み出したのです。

心の絆

自分に素直になると、周囲の人との絆が深まります。あなたと彼が心の絆を深めるためには、彼がどれだけ自分の心と素直に向き合い、心を開いて気持ちを伝えることができるかが鍵になります。特に、彼があなたに対してどれだけ心を開けるかが大切な鍵ですね。そのためには、彼はあなたに対する要求水準をも下げなくてはいけません。自分自身が理想通りではないことを認めるのと同じように、あなたもまた理想のパートナーではないことを認め、ありのままのあなたを受け入れることができなくてはいけません。「彼女も完璧ってわけじゃないけど、俺もそうだよな」という具合に。二人の心が絆で結ばれたとき、ほかの何にも取って替えられないような素晴らしい抗うつ薬ができあがるのです。

私のクライエントのキースは、何年もうつ病の暗闇から抜け出せずにいました。妻に心を閉ざし、自分の殻にどんどん閉じこもっていきました。そしてとうとう浮気をしてしまい、結局二人は離婚することになってしまったのです。私とキースはこのことについて細かく話し合い、なぜこうなってしまったのかを考えました。彼は次のようにまとめました。

「妻との関係にだんだん漠然とした不満を感じるようになっていったのは、私がありのままの自分でいられなかったからだと思います。妻のホリーにはいろんな良いところがありました。でも、いつも私に対してこうあるべきだという理想のイメージを持っていました。仕事もしっかりやって教会にもきちんと通ってという……。若くて、カッコよくて、何でもうまくいく勝ち組の夫婦……。そのイメージから外れては駄目なのです。彼女と一緒にいれば自分たちは勝ち組でいられる。それは気分の良いものでしたがその一方で問題点もありました。でも私は気づかないふりをしていました。やがて私はうつ状態に陥って、自分が何をしているかということもどうでもよくなって、彼女のことも無視するようになりました。もしそのとき彼女ともっといろいろな話ができていれば違っていたでしょうね。でも、私はありのままの自分でいるためにはいったいどうしたらいいのか分からなくなっていたのです」

キースは、テレンス・リアルが著書(29)の中で述べた、男性の隠れうつ病の状態について語っています。心、気持ち、感情にシャッターを下ろし、その結果大切な人に対して心を開いて気持ちを伝えることができなくなるという状態です。キースはこの状態になったために、男性型うつ病がさらにひどくなり、妻との関係を壊してしまったのだと気づいたのです。

事実 vs 素直な気持ち

大切な人との関係において、「あなたは相手に対して正直ですか」と尋ねると、ほとんどの人は

「そうです」と答えるでしょう。何か重要なことを隠している場合を除いて、まあまあ誠実に過ごしている人ならば、「自分は相手に対して正直に接している」と言うでしょう。でも、正直さには2種類あります。たいていの人が「正直だ」と言う場合は、「事実通りだ」という意味ですよね。

私のクライエントのジュリアンは、何年もの間、妻にないがしろにされていると感じていました。金遣いも荒く、彼の好きな食べ物を「禁止」して、決まった食品しか家に置こうとしません。彼はブツブツと独り言で文句を言っていました。時には妻と口論になることもありました。しかし、妻に向かって直接はっきりと不満を伝えて話し合おうとは決してしませんでした。

そしてある日、彼はついに浮気に走ってしまったのです。妻がそれに気づいて、「なんでそんなことをしたの？」と彼を問い詰めたとき、彼は「気分よくいられたから……」としか答えられませんでした。彼は嘘をついたわけではありません。しかし、自分をそういう行動に駆り立てた真の心の声を正直に伝えてはいません。

こちらの正直さは、より分かりづらいものです。素直な気持ちになって、自分の心と向き合い、それを相手に伝えるという自分自身に対する正直さです。彼が自分の心に正直になって、その気持ちを伝えることができるかどうか、そうしようと努力してくれるかどうか、そうする勇気があるかどうかが大切なポイントです。この正直さとは、彼が自分の本当の気持ちに対して素直になって、心を開いてそれを打ち明けてくれるということを意味します。例えば、彼の態度が冷たくて、「怒っているの？」とあなたが彼に尋ねたとします。そのとき、「違うよ。何を言っているんだ？　ちょっと疲れているだけだ。悪いのか？」と答えるのではなく、「うん、まあそうなんだ。君がパーティで話したことがちょっと気になってて……」と本当の気持ちを打ち明けてくれれば、彼は自分の心に正直になっているといえます。こういうふうに自分の心に正直になることができなければ、うつはひどくなってしまうでしょう。逆に、自分の本当の気持ちに正直になって、それを伝えることができれば、それは抗うつ薬のような働きをするのです。

でも、誤解しないでくださいね。大切な人に対して常に自分の本心を相手に伝え続けなくてはいけないというわけではありませんよ。そんなふうに生活するのは大変ですし、そんなふうに過ごしている夫婦なんていませんよね。でも、相手に勝ちたいという気持ち、傷ついたこと、自己嫌悪の気持ち、不安、嫉妬、興奮を大切な人と共有しようと努めることは、その関係を保つために不可欠なものです。もしあなたの彼が自分はどういう気持ちなのかを自覚できずにいたら、自覚はあるけれどどう表現していいか分からなかったら、どう言えばいいのかは分かっていてもそれを口に出す勇気がなかったら、彼はあなたに対しても、自分自身に対しても、そして二人の関係に対しても嘘をついていることになります。

自分の気持ちを自覚している男性は、自分に正直になれます。心を開いてそれを相手に伝えることができる男性は、相手と深い絆を結ぶことができます。そのいずれかが欠けていても、二人の関係はうまくいきません。しかし、がっかりする必要はありません。練習すればきっとうまくなります！

✎**あなたができること**――彼があなたに本心を伝えていないように感じるとき、「信じられない」と言いたいとき、それが本当に正しい意味で彼に伝わるように注意してください。嘘つきだとばかにされたように彼が受け取らないように気をつけなくてはいけません。あなたにとってはそういう意味で言ったわけではないということがはっきりしていても、彼は誤解する可能性があります。嘘をつくまいと努力している男性が、「嘘つきだ」と非難されたように感じてしまうと激怒してしまいます。女性がパートナーに「信じられない」と言うとき、「それはあなたの本心じゃないんじゃないの？」という意味であることが多いですよね。彼が自分の殻に閉じこもり、不機嫌になって、あなたのことを責めてばかりいるとき、彼がそれを「疲れているだけだ」と説明したとしても、本当の理由や気持ちを隠しているのではないかと感じて。

彼が誤解して、自分を責められ非難されたと感じることのないように、あなたが十分注意して言葉を選ぶことができれば、彼は少しずつ自分の本当の気持ちに気づいて、それをあなたに伝えてくれるようになるはずです。

素直になって心を開くためのレッスン

彼が自分の気持ちに素直になって、心を開いてそれをあなたに話せるようになるために、あなたにできることはたくさんあります。愛情を伝え、二人の関係のためにこうするのだということを伝えていくのです。心の痛みに耐えること、そして、何かを失わざるを得なかったときに、そういう経験にも価値があるということを彼に教えてあげるのです。

心の痛みに耐える

マーシャ・リネハンはこれを「痛みにうまく耐えられるようになるためのスキルを身につけること」としています(18)（96頁）。禅仏教の教えを取り入れて、マインドフルネスというスキルを説明し、苦痛を伴うものであったとしても、今この時のありのままの心の状態をありのままに感じ取ることを勧めています。例えば、とても苦しい状況にあって、そこから逃れられないとき、こういうふうに考えるのです。「今のところは状況を変えることもできないし、感じ方を変えることもできない。だからじたばたもがいて状況をさらに悪くするよりも、今この時をありのままに受け入れよう」と。このような心の痛みに耐える力は、情動的知性の大切な一要素であり、この力が弱い場合、うつ病につながりやすいのです。

私のクライエントのジェームスは次のように言います。

「私は本当に自分自身が変わったと感じます。この浮気をきっかけに自分自身についていろいろ考えて、理解して、今は前よりずっと心を開いて妻の言葉を受け入れることができるようになりました。ふとしたとき妻の中に不安や疑問、疑念がわき上がってすごく不安定になることがあります。以前の私だったら、そういうとき自分が責められていると感じて身構えていました。ひどい自己嫌悪になっていて、妻がそんな状態になるとそれをつきつけられているような気がしていました。

でも今は苦痛を感じてもそれをうまく受け止められるようになりました。妻がそういう状態になると、彼女を、そして二人の関係をこんなふうにさせてしまったのは自分なんだぞと自分に言い聞かせます。彼女も自分もきっとこれを乗り越えられると固く信じます。しばらくの間は自己嫌悪するのですが、最悪なものというわけでもありません。そうやっていると、心を開いて妻と話すことができるのです。自分の殻に閉じこもったりしないで済むのです。ものすごく大きな変化ですよ!」

「しばらくの間は自己嫌悪するのですが、最悪なものというわけでもありません」とジェームスは語っていますね。これは彼が今までと違って、苦痛に耐えられるようになったということを示しています。うつうつとした嫌な気分になるかもしれない、でもそれは大したことではないのです。逃げ出す必要もなければ、それを隠す必要もありません。それから必死で身を守る必要もなければ、闘う必要もありません。彼は苦痛に耐えられるだけの強さを持ち、その苦痛はいつか過ぎ去るものだと確信しています。事実、彼がこうやって苦痛にうまく耐えられるようになればなるほど、苦痛はびっくりするほど早く過ぎ去っていくのです。

あなたができること——「しばらくの間は苦しくて、嫌な気分かもしれない。でも、それは必ず過ぎていくよ。大丈夫だよ」と彼に伝えてあげてください。きっとより楽に感じられるはずです。「今あなたに対してすっごく腹が立っているけど、永遠に腹が立ってるわけじゃないよ」「今二人の間には距離がある感じだけど、ずっと続くわけじゃないよ」ということも、伝えてあげられるといいですね。そうすると、うつ気分も今この時だけの一時的なものであり、必ず過ぎ去るものであるということが分かり、必死で逃げ出そうとしなくてもいいのだと理解することができるようになります。そうすると、うつ気分も上手に扱えるようになってくるでしょう。

避けられない喪失

ジュディス・ヴィオーストは１９８６年に発行した *Necessary Losses*(36)（『必然的喪失』）の中で、変化と成長には必ず何らかの喪失が必要であると述べています。決して嬉しいものでもなく楽しいものでもないのですが、我々にとって雨が必要不可欠であるのと同じように、喪失もまた必要不可欠なのです。喪失が成長を促すきっかけとなります。人はそのつらい体験と闘い（どうしようもないことが多いのですが）、そこから何かを学び取るのです。

この章ではたくさんの症例が出てきますが、その中の男性たちはみんな、すべてをぶち壊してしまうような自分の不機嫌な気持ち、嫌な考え、どうしようもない行動、うつと闘い、もがき、払いのけようとしています。

そうやって闘うのではなく、何か大事なことを学ぶことができる教訓としてその苦痛をとらえることができたとしたらどうでしょうか？　子ども達が理想通りに育たなかったとしたら？　もちろん苦痛を感じますし、もっとどうにかしたいという気持ちになるかもしれませんが、「干渉し過ぎてはいけないということかもしれない」と学び取ることができます。彼が不機嫌になり、何でも他人のせいにし始めたら？　彼と身近な人との関係は悪化するかもしれません。しかし、彼はそれをきっかけにして自分のことを振り返り、「自分の人生なのだから何とかしなくては」と考え始めるかもしれません。「自分は駄目な人間だ。仕事だって全然うまくいかない。みんな俺のことをどう思っているんだろう」と悩み始めたら？　うつうつとした気分にはなりますが、それをきっかけとして、「自分のことを一番よく分かっているのはやっぱり自分だ」とあらためて気づくかもしれません。

✎**あなたができること**――あなたが彼に「こんなふうにも考えられるよ」と教えてあげたとしても、うつ気分と抑うつ的思考パターンが邪魔して、彼はあなたのように前向きに考えることができないかもしれません。ですが、良いタイミングで会話の中にそういう意見をうまく盛り込むことができれば、彼に次のようなメッセージを伝えてあげることができます。「つらく苦しい時期を経験することによって、あなたはもっと深みのある豊かな思いやりのある人へと成長できるよ」と（そして、あなたも自分に向けて同じようなメッセージを伝えてあげてください。そうすればもっとうまくいくでしょう）。例えば、次のように伝えてみたらどうでしょうか。

- 「あなたは今、仕事でいろんなプレッシャーをかけられて、すごく苦しんでいるよね。それに応えられないんじゃないかって、自信をなくしてるんだよね。そんなの大したことないっていう意味じゃないんだけど、誤解しないでね。あのね、今のあなたの状況は最悪なものってわけじゃないんじゃないかなって思うんだ。このことがあって、あなたは前よりもっと自分自身のことが分かるようになったでしょ？　こんなふうに行き詰ったとき、どうやって乗り越えればいいのかを今学んでいるところなんじゃないかな」
- 「ルークが学校でいろんな問題を起こしているってことを聞くと、耐えられないくらいつらい気持ちになるよね。よく分かる。あなたは自分のせいじゃないかって自分を責めているよね。

でもこのことは私たちに何かを教えようとしてくれているんじゃないかなって思う。子どもはこうするべきっていうイメージにとらわれ過ぎないようにしなさいっていうサインなんじゃないかな」

彼にどうなってほしいのか？

彼が自分の本心を素直に打ち明けてくれるようになることを、あなたは本当に望んでいるのでしょうか？　これを考えると私はいつも『男が女を愛するとき』（When a Man Loves a Woman）という映画を思い出します。メグ・ライアンがアルコール依存であることを隠している女性を演じます。物語が進むにつれて彼女は飲酒を断ち切っていきます。アンディ・ガルシアが演じるその夫は、妻が以前のような明るく愉快なパーティ好きの女性ではなくなっていくことに対して、どんどん不満を募らせるのです。

私の子ども達がまだ小さくて、言葉も話せないとき、私たちはよく「この子は今いったいどんなことを考えてるんだろうね？」と話したものです。しかし、実際のところ、本当に知りたいわけではありませんよね。分からないからこそ、いいのです。

あなたがずっと知りたいと願っていた彼は、本当はとても傷つきやすいかもしれません。脅えていて、自信がないかもしれません。ありのままの彼は、「こういう彼であってほしい」というあなたの理想とは程遠いかもしれません。彼が自分の本心に向き合って、心を開いてそれを話してくれるようになったら……本当は教会へ行きたいとも、もっと収入を得たいとも思っていないかもしれません。もっとゆったり生活したいと考えているかもしれません。仮面を外して真実の彼になったら、以前のように激しくあなたを求めてくれなくなって、あなたは以前の彼の方が良かったと思うかもしれません。あるいは、逆によりいっそう激しく求められて、うんざりしてしまうかもしれません。うつうつとした不機嫌な態度が取り払われることは、とても良いことです。でもその結果が、あなたの望み通りのものとは限らないということを忘れないでください。自分は彼にどうなってほしいと思っていたのか、どんな生活を求めていたのか、自分はどんな自分でありたかったのか――彼がありのままの自分自身となるとき、あなたもまた自分自身の気持ちと向き合うことになるでしょう。

まとめ

二人の関係（体の関係も、心の絆も）はうつ病を悪化させるものでもあり、うつ病から彼を救い出すものでもあります。うつ病になったとき、ほとんど性欲がなくなってしまう男性もいれば、過剰にセックスを求めるようになる男性もいます。抗うつ薬もまた、性欲と性的機能に大きな影響を及ぼす場合があります。また、自分の心に素直になって、心を開いてそれを人に伝えることができれば、うつ病とうまく付き合うことができますし、うつ病そのものも良くなります。彼がそうやって自分の本心と向き合って受け入れることができるようになると、あなたとの関係も深いものになります。彼がうつによる性的な変化に対処するとき、そして彼が自分の素直な気持ちを受け入れて、心を開いてそれを人に伝えようとがんばっているとき、あなたは彼にとってとても重要な存在です。この2つがうまくいけば、とても強力な抗うつ薬となるのです。

◇◆ 第9章 罪悪感と期待

うつ病の人と一緒に生活するとき、特にそれが男性型うつ病で、あなたに敵意を向け、非難するパターンを伴う場合は、あなたは必ず罪悪感を持つことになるでしょう。彼の気分が悪くなったこと、完璧な妻ではないこと、彼のうつに対してイライラしたり我慢できなくなったりしたこと……いろいろな面であなたは罪悪感を持つのではないでしょうか?

罪悪感そのものは悪いものではありません。天からの贈り物であり、自分を振り返って反省し、より良い自分になるための機能です。しかし、罪悪感を持ち過ぎると、それがあなたを苦しめることになります。それには3つの理由があります。

1. 自分を責め、つらくなる。必要以上に自分を責めてしまう可能性がある。
2. あなたが罪悪感を持ち過ぎることによって、うつの苦しさからあなたを責めるという彼のパターンがさらに強まる。
3. 怒りを感じる。パートナーとの関係の中で罪悪感を持っている人は、そういう気持ちにさせられたことに対して怒りを感じていることが多い。その結果、自暴自棄な行動に出たり、パートナーに対して敵意を示してしまう。そうなると罪悪感はさらに強くなる。

あなたのせいではない

うつ病は周囲の人間をうつに引きずり込もうとします。うつ病のために、人は自分を責め、それを周りの人のせいにしてしまいます。隠れうつ病の男性は、自分がうつうつとした気持ちでいることを受け入れられず、耐えられず、自分でどうすることもできないので、それを非常にうまく表現して、パートナーの女性に「これは私のせいなんだ」と思わせてしまいます。彼の不満も不機嫌さも決して彼の心の中から来るものではないというように、「お前が○○するから、俺はこんな不機嫌になるんだ」という説明以外に当てはまるものはないかのように振る舞うのです。

感情的決め付け（emotional reasoning、情緒推定とも言われます）

表面上は、「お前のせいだ」という彼の言葉は正しく思えてしまうかもしれません。しかし、これは思考のゆがみを表しており、感情的決め付け（emotional reasoning）なのです。「自分は今こういう感情を感じている。だから自分は／他者は○○なのに違いない」と判断してしまうという誤った考え方です。彼が自分の殻に閉じこもって、あなたがそれを非難する、彼に対してセクシーな気持ちを感じられなくなる、彼がマイナス思考で批判ばかりすることに対してあなたがうんざりする……その結果、彼が気分を害したことも実際にあるかもしれません。しかし、彼が「こんな嫌な気分になるのはお前のせいだ」と言ってあなたを責めたとき、彼はこの感情的決め付けの状態にあり、心の中で誤った判断を下している可能性があります。あなたの言動がきっかけで彼が不機嫌になったのだとしても、あなたはわざと彼をそういう気分にさせようとしたわけでもありませんし、それさえなければ彼の気分が悪くならなかったというわけでもないのです。

彼が感情的決め付けをして、「お前のせいで俺はこんなに嫌な気分になった」とあなたを責めると、あなたはきっと罪悪感を持つでしょう。しかし、それが本当にあなたの責任なのかどうか、彼の非難が正しいのかどうか、しっかりと考えてみてください。少しでも「あれ？　なんかおかしいな……」と感じる部分がないかどうかチェックしてください。自分のせいではないと思えたら、罪悪感を持つ必要はありません。私のクライエントの話ですが、夫婦カウンセリングを受けていると き、妻の方が夫に向かって「いつもものすごく不機嫌な態度でいるのはやめてほしい」と言いました。彼はその通りであることを認め、そのために家族みんなを嫌な気持ちにさせていることも認めました。しかしここで彼は、うつ病の男性にありがちな他責をしたのです。「お前があんな態度をとるから、俺の機嫌が悪くなるんだ」と妻を責めました。自分のせいではないというあの言い方です。〈俺はこんなに気分が悪い。それはたぶん妻の態度が悪いからだ〉と理由づけしたのです。

こうなってくると妻もまたこんな感情的決め付けをしてしまいがちです。「すごく罪悪感を感じる。やっぱり私が悪かったんだ」と。

しかし、ずっとこんなことを続ける必要はありません。私の女性クライエントの夫は男性型うつ病に苦しんでいました。彼はずっと不機嫌で、彼女はそれが自分のせいであるかのように感じ続けてきたのです。彼は彼女によく怒鳴りつけました。「お前と結婚して以来16年間ずっと、気分が悪いんだ！　お前といても俺は幸せになれない！」

この女性は、何年間もずっと罪悪感に苛まれ、離婚の危機となり、カウンセリングを受け、数カ月後こんなふうに彼に答えました。「確かにあなたの言う通りね。私といてもあなたは幸せな気持ちにはなれないのよね」。これで終わりでいいのです。それ以上でも、それ以下でもありません。悲しい気持ちにはなりますが、罪悪感を感じる必要はないのです。

「お前はひどい女だ」

「お前は俺のことを悪く言ってばかりいる！」と言って彼はあなたを責めるかもしれません。「お前の言うことはもっともだが、いつも嫌なタイミングで嫌な言い方で話すのはやめてくれ！」とあなたを責めるかもしれません。彼がこんなふうに完全に自分を守るモードに入っていると、最終的にはいつもあなたが「ひどい女」であるかのように感じさせられることでしょう。

ここでも、「あれ？ おかしいな……」と感じる部分がないか、忘れずに確かめてください。もしかしたら、あなた自身の言い方がちょっときつい部分もあって、第3章や第4章のところを読み直して、もう少し柔らかい効果的な伝え方を使ったらよい部分もあるのかもしれません。しかし、多くの男性にとって、タイミングがいいときというのもなければ、もっと良い言い方というのも存在しないのです。確かにあなたの言い方はパーフェクトなものではなかったかもしれませんが、パーフェクトではないからといって二人の関係がうまくいかないというわけではありませんよね。「十分うまくやろう」「うまく話せるように努力しよう」と思うだけで十分です。彼はあなたの話し方がすべての問題であるかのように言うかもしれませんが、それを真に受ける必要はありません。

「自分の頭が悪いせい」と思わされる

彼があなたのせいにするパターンはもうひとつあります。それは「自分の頭が悪いせいで」彼の言っていることができないのだと思わされるパターンです。あなたが平均的な知能（人口の99％と同じ程度）の持ち主であれば、「自分は十分に頭が良くないかもしれない」、「十分な知識を持っていないかもしれない」、「論理的な理由をうまく説明できない」、「十分に深く考えてない」と感じる可能性があります。誰でもそう感じてしまうのです。さらに、信頼し、愛している人からこういうことを言われ続ければ、誰でも「自分は頭が悪いのかもしれない」と思ってしまうでしょう。

彼の言っていることがある程度は正しいとしましょう。彼の方が少しはＩＱ（知能指数）が高いかもしれません。いろんなことを知っているかもしれません。だから何だって言うのでしょう？

私のクライエントのラウルは、「夫婦関係はこうすればうまくいく」という内容の本を何冊も〈お前のために〉という名目で、妻に渡していました（普通は、妻が夫にこういう本を読ませようとするものですよね）。妻は本を受け取るたび、これは自分に対する遠まわしの非難なのではないかと感じていましたが、ラウルはそんなことはないと言い張りました。妻が彼に「自己改善しろと勧めるのはやめて。お前は駄目だってけなされているみたいな気持ちになる」と言うと、彼は〈それはお前の過剰反応だ〉という態度で、「何を言っているんだ？　俺はお前の助けになりたいって思っているだけだよ」と言います。今よりもっと良くなるようにと誰かに言われ続けるのも嫌なものですが、そういう態度をずっととりながら「そんなつもりはないよ」とそれを認めようとしないのは最悪ですよね。

別のクライエントであるスーザンは、学歴も高く、ビジネスウーマンとして成功している女性です。彼女は非常に有能な弁護士の男性と結婚しました。彼は男性型うつ病になり、常に彼女の文句を言うようになりました。「分析的思考がまったくなってない。プログラミング技術のことすら分からないなんてアホだな」というふうに。彼女は泣きながらこう訴えました。「夫と結婚するまでは、自分の頭が悪いんじゃないかなんて思ったこともありませんでした。でも今は、私があまりにもばかなせいで、夫はまた私に失望するんじゃないかとばかり考えて、おどおどしているんです」と。

★エクササイズ――彼があなたを責めるとき

彼があなたに罪悪感を持たせ、不十分であると感じさせたとき、以下の質問に答えてみてください（表3）。正直に答えてくださいね。彼の批判は100パーセント正しいものでしょうか？　まったく根拠のないものでしょうか？　正しい部分はあるけれど、彼が言うほどひどいものではない？　あなたと彼のことを両方知っている知人に確かめてみてもいいですね。

彼の言うことがどのくらいのレベルで正しいかをチェックしたら、次のように自分に言い聞かせてみてください。例を挙げますね。

●**彼の言うことが正しいとき――**「彼の言う通りだ。この点について改善できるようにがんばってみよう」

●**まったくの言いがかりであるとき――**「彼のうつ病と不機嫌さは、私のせいではない！私が責任を取る必要はない！」

●**正しい部分もあるが、大げさ過ぎるとき――**「まあ、正しいところもあるかな。でも全部私のせいにしようとするのはおかしい。それは間違っている！」

心理的脅迫

うつ病のパートナーと一緒にいて、あなたが罪悪感を感じるとき、彼が直接あなたにそう感じさ

表3　彼の批判は正しいのか？

うつ病のパートナーがあなたにこう言うとき	正しい	言いがかり	正しい部分もあるが，大げさ過ぎる
「お前は俺に過剰な期待を押し付けている」			
「もっとセックスの求めに応じてくれれば，俺はここまでうつにならなくて済むんだ」			
「俺のことはどうでもいいという感じで，子どものことばかり考えている」			
「お前がいつもタイミングの悪いときにそういうことを言うからだ」			
「お前の言い方が悪いからだ」			
「お前の俺に対する態度がどんどん悪くなってきている」			
「お前は俺にああしろ，こうしろとばかり言うくせに，〈俺のために言っている〉，〈俺のことを悪く言っているわけではない〉と言い張る」			

せるような言動をとっているからだとは限りません。むしろ、彼がひどい自己嫌悪に陥っているときにこそ、パートナーであるあなたが罪悪感に苛まれることがあります。

彼があなたにそういうふうに感じさせようとしているわけではなくても、自然にあなたがそういう気持ちになってしまうことがあるのです。しかし、彼が非常に微妙な遠まわしのやり方であなたを攻撃して、あなたの気分や行動をコントロールして、あなたが罪悪感を感じるように仕向けていることもあります。

「自殺する」と脅す

心理的な脅迫の中で最も目立つ形であり、最も有害なものは、自殺の脅しです。「俺を置いて出て行ったら、自殺する」というような言葉です。これが彼の本心であり、実際にそうなるだろうということを伝えているだけかもしれません。あるいは、〈自分がもし自殺したら、妻はすごく苦しんで、自分のせいだと感じるだろう。それは避けたいに違いない〉と考え、あなたに見捨てられないように必死にあなたを操ろうとして、こう言っている可能性もあります。

彼がどのようなつもりで言ったのだとしても、ここで最も大切なのは、それを聞いたあなたが自分にどう言い聞かせるかということです。もしも彼が自殺したとすると、それは計り知れないほどさまざまな面で、さまざまな人々にとって悲惨なことではありますが、あくまでもそれは彼の決断であって、あなたの決断ではありません。彼の過ちであって、あなたの過ちではありません。

あなたが自分にどう言い聞かせているか把握している場合は、これまで学んだテクニックを使って言葉をどのように変化させればいいか分かりますね。また、彼を罰したり傷つけたりしないように、彼にあなたの気持ちをこんなふうに伝えることができるでしょう。「あなたがそんなひどいことをしないでいてくれたらいいなと願ってるよ。もしあなたがいなくなったら、私も周りの人たちもみんなすごく悲しむと思う。でもあなたがそうすることを選んでしまうのだとしたら、私のせいにはならないよ。私はこの先ずっと、あなたがそういう選択をしてしまうかもしれないと脅えながら生きていきたくはないから」。

「嫌な気分になる」と脅す

彼があなたを操ろうとするとき（これも意図的にされているときもあれば、無意識のときもあります）、彼は自分がどれだけひどい気分でいるか話し、痛々しいまでの罪悪感に苛まれる状態であることを語り、過剰に自己批判するでしょう。「過剰に」というところに注目してください。

例えば、私のクライエントのアーロンは不機嫌なうつ状態となり、夫婦カウンセリングを受けにきました。彼は、自分のどんな行動が妻を苦しめているのかを知りたいと真剣に訴えました。ここまではいいのです。ですが、妻はためらいました。なぜかというと、これまで妻が彼の行動について話し合おうとするたび、彼は防衛的になって逆ギレしてきたからです。しかし今回はカウンセラーが同席しています。それで彼女は恐る恐る、これまで傷ついたことや腹が立ったことについて話し始めました。

アーロンは防衛的になることはありませんでした。逆ギレもしませんでした。その逆で、彼はこんなふうに答えたのです。「そうだったのか！　すべて君の言う通りだ。俺はひどい夫だった。君に対してそんな態度をとっていたなんてあまりにもひど過ぎる。俺がすべての元凶だ。俺は駄目な人間だ。変わりっこない。君はもう、俺を見捨てて出て行った方がいい」。

これを聞いて皆さんもほっとされるかもしれません。アーロンの奥さんもこれを聞いて喜ぶだろうと思いますよね。ところが、彼女はこれを聞いて決して喜ぶことはできませんでした。彼女は知らず知らずのうちに彼を慰めようとして、「あなたが言うほどひどくないよ」と言い始めたのです。

もちろん、確かに彼が言うほど実際はひどくありません。しかし、彼がこんなふうに自分をいじめるような言い方をすることによって、結局は彼が怒鳴ったり脅したり不機嫌になったりするのと同じ効果が起こりました。妻は口を閉ざし、それ以上彼女の考えを話そうとはしなくなったのです。彼女はとうとう〈私が彼に腹が立ったことや傷ついたことを話そうとすると、彼は必ず必要以上に自分を責める〉と分かり、何も話せなくなったのです。自分の気持ちを夫に分かってほしいとは思っていましたが、彼をそこまで傷つけたいわけではありません。彼がこんなふうに苦しそうにするので、彼女は罪悪感に苛まれました。しかし、次のことに気づいて、それが頭から離れなくなりました。「私が自分の気持ちについて話そうとすると、アーロンはこうやって自分に注目を集めようとするんだ。自分のつらい気持ちを訴えてみんなの関心を引こうとするんだ」。

アーロンはわざとこういうふうにしているわけではないかもしれませんが、それが無意識の操作だからといって、その影響力に変わりはありません。ここで妻はどのように答えると良いでしょうか？　それは次のようなきっぱりとした言葉です。「ちょっと待って。あなたはすごくオーバーにとらえているんじゃない？　あなたがそんなふうに自分を責めて苦しんでいる様子になると、こういう話をしてはいけないんじゃないかって思ってしまう。もう一回やってみましょう。私の苦しい気持ちをしばらく黙って聞いてくれない？　もし、その気持ちが理解できるかどうか教えてほしいの。もし分かってくれたなら、二人でそれをどうやって解決すればいいか考えることができるよね。それだけなんだよ」とはっきりと彼に伝え、コミュニケーションのパターンを変えることを提案するのです。

★エクササイズ――心理的脅迫への対応

うつ状態にあるあなたのパートナーが心理的脅迫をして、あなたが罪悪感を感じたり、そのときしようとしていた言動を中断しなくてはいけないような気分になるときのために、きっぱりとした対応ができるように準備しておきましょう。以下に例を挙げますね。同じような彼の言動を書き込んで、それに対する適切で健全な対応を考えて書いてみましょう（表４）。

彼に対する気持ちが冷えていくことに対する罪悪感

パートナーにもっとコミュニケーションしてほしい、本当の気持ちを教えてほしいと思っている方でさえ、パートナーが自分のうつ状態について語り始めると不安になるでしょう。彼が自分の殻に閉じこもってばかりいるという不満を感じている方でも、彼が悩みや不安をあなたに打ち明け始めると、彼があまりに「弱くなった」と感じて脅えてしまうかもしれません。

表4　心理的脅迫に対する適切な対応

心理的脅迫	あなたの適切な対応
「お前が出て行ったら，俺は自殺する」	「そんなことになったら本当に嫌だけど，それはあなたの選択であって，私の選択ではないよ」
「どうせ誰も俺のことなんて愛していないんだ」	「それが正しいとは私は思わないよ。あなたに対して怒ることもあるけど，怒っているからといって愛していないわけじゃないよね。それを分かってほしい」
「どうせ俺は何ひとつまともなことをお前にも子どもにもしてやれないんだ。これではっきりしたよ」	「私が話をしたときに，それをオーバーにとらえないようにしてほしいな」
「お前の言う通りだ。俺はやることなすこと駄目なことばかりだ。なんでお前がまだ俺と一緒にいてくれるのか分からない」	「確かに，あなたがしたことで私がすごく傷ついたものもあるよ。でも，あなたのことを大切に思っているからこうして一緒にいるんだよ。でも，だからといって，あなたが私にひどい接し方をしても何も言わなくなるというわけじゃないんだよ」

彼が情けなくなって気持ちが冷えてしまう

うつ状態にある男性は、ほぼ例外なく、うつ状態ではない男性に比べて魅力的ではありません。うつ気分やうつによる行動は（ある行動ができなくなることも含めて）、あまりに男らしくないものとして目に映るので、格好よくはありません。おどおどして、優柔不断で、やる気がなくて、なよなよしています。もし女性がうつになってこういう態度になってしまったとしても、本人はつらい気持ちになるでしょうが、パートナーはさほど気にしないでしょう。しかし、いったん男性がこのような状態になってしまうと「男らしさ」から外れてしまうことになります。こういう状態になった男性のそばにいる女性は、自分が彼に対してどんな男性であってほしいと思っていたか、彼の変化に対してどのような気持ちになるかをしっかり自覚しておくことがとても大切です。自分が彼の変化に対してがっかりしたりうんざりしたりしていたとしても、そういう自分が嫌になってしまうとしても、自分の中にそういう気持ちもあるのだということを受け入れるようにしてください。

彼が頼りなくなったことで気持ちが冷めてしまう

いつもあなたを守ってくれた人を今度はあなたが守ってあげなくてはならないとしたら、きっとあなたは混乱してしまうことでしょう。いつも彼のことを頼りがいのある強い男性として頼りにしてきたのに、その彼があなたの目の前でなよなよとした情けない男性に変わってしまったとしたら、心配になったり同情したりするだけではなく、腹が立ったり、裏切られたような気持ちになったりするかもしれません。彼は自分の殻に閉じこもって人とかかわろうとしなくなり、自己中心的になって、あなたが何かしてほしいと言っても無視するようになり、仕事をして生活費を稼ぐということがこれまでのようにうまくはできなくなることでしょう。

彼にとってあなたは世界中で最も深く自分を理解して同情してくれる存在なのかもしれませんが、あなただってやはり一人の弱い人間です。自分の気持ちはねじ伏せられません。それはあなたの罪でもなければ人格的な問題でもありません。彼の中にあったはずの、あなたが頼りにしていたものが消えて失われてしまったとき、あなたが彼に対してイライラした気持ちになるのは人間として当たり前のことです。二人の関係にとって危険なのは、あなたが自分の中にそういう気持ちがあることを認められないときや、罪悪感のあまりそういう気持ちにふたをして見ないふりをするとき、あるいは突然わけもなく誰かほかの人に恋をしてしまうときです。自分の気持ちを意識し、受け入れることがあなたにとってとても大切な課題なのです。そういう気持ちがあるからといって、彼にそういう態度を示してしまうとは限りません。ですから、安心して自分の気持ちを受け止めてください。

彼があなたにひどい態度をとるので気持ちが冷めてしまう

もしあなたが特に強く罪悪感を感じやすいようであれば、理由がどんなものであれ、それが正しい判断に基づいたものであれ、彼に対する気持ちが冷めてしまうことによってひどい罪悪感に苛まれてしまうかもしれません。男性型うつの男性とそのそばにいる女性との間で次のようなパターンがよくみられます。

1. 男性型うつ病が悪化するにつれ、彼はどんどん不機嫌になり、イライラして妻を責める。
2. 彼女は傷ついて、彼に心を閉ざすようになり、彼との間に距離を置くようになる。セックスにも応じられなくなる。
3. 彼にはそれを受け止めるだけの心の余裕がなく、また他責しやすい状態にあるので、彼女が必要なときそばにいてくれないことで激怒する。
4. 彼女は罪悪感を感じる。苦しんでいる彼の世話を十分にしてあげられなかった、彼を余計ひどい気持ちにさせてしまったと罪悪感に苛まれる。
5. 彼女はもっと一生懸命に彼を喜ばせ、サポートしようと努力するが、どれだけがんばっても十分にできない（彼はうつ病だから）。

彼があなたに対してひどい扱いをしているとき、自分の心を守り自尊心を保つために彼から心理的にも身体的にも距離をとろうとするのは自然な反応です。罪悪感に苛まれて償いをしなくてはならないと思う必要はないのです。

傷ついた状態にある男性の魅力

危機状態やストレス状態にあるときの人間の行動の説明として闘争―逃走モデル（それに伴う交感神経系の活性化）がよく使われています。しかし、近年になって女性が危機状態やストレス状態にあるときの行動を説明するための新しいモデルが現れました。それは世話―親交モデル（tend-and-befriend model）です。[(3)] 闘争―逃走モデルに取って替わるものではありませんが、女性が傷ついた状態にある男性をなぜ放っておけないのかということを説明してくれるモデルです。

世話―親交モデルは、女性がストレスを受けたとき、闘ったり逃げたりするのではなく、自他に心配りをし、子どもの世話をし、他者と仲良くなろうとする傾向を表しています。ストレスの多い状況下において、女性は養育的な行動（世話）と周囲の人々との連携行動（親交）をとります。

パートナーである男性が傷ついているのを見ると、あなたはきっと考えなくても一生懸命に彼を慰めようとするでしょう。世話を焼き、味方であることを伝えようとするでしょう。素晴らしい本能です。人間的であり、特に生物学的な女性らしい行動です。問題なのは、健全なレベルを超えてしまっても、あなたが彼の世話をして慰めようとし続けてしまうことです。ある一線を越えてしまったら、世話─親交モデルで対応するのをやめて、彼にきっぱりと自分の意見を伝え、「これ以上はできない」と限界ラインを明確に教えて、厳しく接する必要があります。第11章でもお話ししますが、あなたの中に、傷ついたとき誰かを守り世話しようとする本能があるために、あなたをボロボロにしてしまうような不健全な関係にとどまり続けてしまう危険性があるのです。自分自身を一番大切にしなくてはいけないのにもかかわらず。

もしあなたが家族の中で、みんなを気遣って世話をする役割を担ってきたのであれば、こういったパターンは、よりいっそう当てはまるでしょう。アンドレアの父親はアルコール依存でした。彼女は子どものころからいつも必死で父親を喜ばせよう、満足させようと努力してきました。そんな彼女がうつ病の夫との関係について次のように分かりやすく語ってくれました。「私はいつも彼のことを救ってあげなくちゃと思ってきました。それが良いことだと思っていました。そうだったかもしれないけど、そうじゃなかったのかもしれないですね」。

それが意図的であっても、あるいは無意識であっても、成長過程で身近にいる男性の機嫌を取り、喜ばせようと努力してきた女性は、傷ついて苦しんでいる男性に惹かれる可能性が高いのです。自分自身について振り返ってみてください。そして試行錯誤を繰り返し、周囲の意見をよく聞いて、次のことを判断できるようになってください。彼を救ってあげたいという気持ちが思いやりと愛情の範囲にとどまっているのか、それともあなたが犠牲を払うばかりで何も改善せず、あなたが傷つく一方であるのかを。

まとめ

うつ病のパートナーと共に生活するときには、あなたは罪悪感を感じやすい状態になります。特にこれは女性によく当てはまります。なぜなら、女性は生まれながらに養育者としての本能を持っているとともに、社会的にもそういう役割を期待されやすいからです。罪悪感は大切な感情でもありますが、あなたのパートナーがその罪悪感を利用して自分の不機嫌さや不満をあなたのせいにしようとする危険性があり、注意が必要です。パートナーから非常にうまく罪悪感を引き出すような心理的脅迫を、多くの男性が使っています。また、男性型うつ病のパートナーとの関係が苦しくなってきて、彼から距離をとりたいと思うようになったときも、罪悪感を感じやすいでしょう。女性として傷ついた男性を放っておけない部分があり、こういうとき罪悪感を感じずにいるということは特に難しいのです。

第10章 自分を大切にする

あなたのパートナーはうつ病になったとき――それは典型的なうつ症状かもしれませんし、男性型うつ病かもしれません――いずれにせよ、あなたは彼のことが心配で、傷ついて、ボロボロになります。彼が躁うつ病だという場合もあるでしょう。恐ろしいうつ状態から躁状態へと移り変わって無謀な行動をとる彼に対処するには、持っているすべてのエネルギーと対処技術を使ったとしてもうまくいくとは限りません。

彼のことを大切に思うほど、彼の状態に自分が合わせようとして、彼の気分やわがままに応じようとして、へとへとになってしまいます。こういうとき、あなたは自分自身のことを忘れてしまうのではないでしょうか。しかし、こういうときこそ飛行機内での安全のためのしおりを思い出してください。「酸素マスクは、お子様に着用する前に、ご自分が着用してください」とありますね。あなたがボロボロになって燃え尽きてしまったら、彼にとってもあなたにとっても、二人の関係にとっても、役に立てなくなりますよね。

自分のことをチェックする

自分を大切にするためのプランを立てましょう。その前に、まずあなた自身のことをチェックしましょう。行動、思考、感情、人との接し方に変化がないかどうか調べてください。

★エクササイズ――あなたがどのくらい彼との生活から影響を受けているかチェックする

うつ病のパートナーとの生活によって、いろいろな面で悪影響が出ているかもしれません。以下の表は3つのセクションに分かれています（表5①〜③）。それぞれの質問に答え、あなたご自身の状況を振り返ってみてください。「まったく当てはまらない」「少し当てはまる」「非常によく当てはまる」の3つの欄の中から最も当てはまるところにチェックを入れてくださ

表5—①　自分の変化に気づくためのチェックリスト：行動

あなたの行動上の変化	まったく当てはまらない	少し当てはまる	非常によく当てはまる
最近様子が違うと誰かに言われた			
仕事が上手くできない，子どもとうまく接することができないなど，生活上でうまくできないことがある			
パートナーの近くにいるとき，薄氷の上を歩くような，ビクビクと脅えた気持ちでいる			
パートナーの気に入るように，機嫌を悪くしないように，自分の生活を変化させなくてはならなかったでしょうか？			
仕事を減らした			
社交的な活動や人とのかかわりを減らした			
友人と付き合う時間が減った			
パートナーと子どもを近づけないようにすることがある			
不眠もしくは過眠（眠り過ぎる）			
金銭的な問題のために，ライフスタイルを変えた			
朝の習慣や食事などの家庭での生活パターンが不規則になった			

表5―② 自分の変化に気づくためのチェックリスト：思考と感情

自分の思考と感情に気付く	まったく当てはまらない	少し当てはまる	非常によく当てはまる
彼がうつ病だと分かったとき，どう感じましたか？			
心配した			
悲しかった			
罪悪感を感じた			
腹が立った			
情けなく思った			
そのほかの気持ち＿＿＿＿＿＿＿＿＿＿			
その気持ちは変わりましたか？　今は彼のうつ病についてどう思っていますか？			
心配している			
悲しい			
罪悪感を感じる			
腹が立っている			
情けなく感じる			
そのほかの気持ち＿＿＿＿＿＿＿＿＿＿			
好きになったときの彼とは違う男性のように感じる			
八方ふさがりのような気持ちや怒りを感じる			
彼が自分に依存しているように感じて腹が立つ			
自分のせいで悪化しているように思う			
将来のことが不安			
気が散りやすい，集中しづらい			
自分がここから出て行って二度と戻らなかったらどうなるだろう……と，彼から逃げ出すことをぼんやり考えてしまう			
彼が子どもの面倒をきちんと見てくれるとは思えない。安心して任せられない			
彼に愛情を感じられなくなった			

表5―③　自分の変化に気づくためのチェックリスト：人との関係

ほかの人との関係	まったく当てはまらない	少し当てはまる	非常によく当てはまる
自分の気持ちを打ち明けずにいる			
ほかの人が「彼大丈夫なの？　おかしいんじゃない？」と疑ったりイライラしたりすると，思わず彼のことをかばってしまう			
彼のうつ病のためにほかの家族をほったらかしにしているように感じる			
「心配し過ぎだよ」とよく言われる			
友人や家族があなたに「こうしたらどうか」と解決方法を言うと（まるであなたがその方法を自分で思いつかずにいたかのように），嫌な気持ちになる			
ほかの男性と親しくなった，いちゃいちゃするようになった			

い。

　このテストで何点以上取ったら悪いという判断基準はありません。もしひとつでも「非常によく当てはまる」ものがあれば、まずそのことを十分によく考えて、何かそれに対する対策を考える必要がありますね。どういった対策が良いかどうかはこの後述べますが、まずはご自分をチェックするところから始めましょう。

自分を大切にするための方法

　この質問の多くに「非常によく当てはまる」と答えたならば、できる限り多くのセルフケアを実行することが大切です。あなた自身のため、彼のために、そして二人の関係のためにも。

　こういったセルフケアの中にはすでに使っているものもあるでしょう。ですが、もう一度振り返ってチェックしてみてください。そうすれば、毎日の習慣にして、よりじっくりと取り組むことができるでしょう。ざっと目を通してみて、合わないなと思うものは飛ばしてください。簡単過ぎるし普通過ぎると思われるかもしれませんが、たとえシンプルで平凡なものであっても良い効果があるのならばぜひ取り入れてください。こういったセルフケアのほとんどは一般的なものです。ストレスがたまったときや危機状態にあるときに誰でも使っていただけるようなものです。でも中にはうつ病男性のパートナーのためのスペシャルなものもあります。

自分を大切にするための考え方のテクニック

これまでいろいろな例を通して見てきたように、知識と考え方が変化すると、とても大きな変化が起こります。最初に、自分を大切にする考え方のテクニックを見ていきましょう。

・勉強する

本を読む、人に相談する、ホームページを調べるなど、情報を得ましょう。彼の身に何が起こっているのか、そのために二人の関係はどのような影響を受ける可能性があるのかを知っておくことによって、被害を最小限に食いとめることができます。彼の言動の背景にある事情をよく理解しましょう。期待できること、期待すべきではないことについて情報を得ましょう。そしてどんな選択肢があるのかを調べましょう。無力感でいっぱいになってしまいかねない状況において、情報があなたの力となってくれることでしょう。

・自分自身を知る

自分の考え、気持ち、欲求、期待についてしっかりと把握しておくことが大切です。そうすれば、自分がうっかり大変なことを言ってしまったり、知らずに二人の関係を損なってしまう危険性を最小限にできます。

・彼がうつになるような状況を予測する

彼がどんなときに不機嫌になったり、自分の殻に閉じこもったり、絶望的になるのか、まったく予想できないときこそが、あなたにとっても彼にとっても最も苦しいものです。彼のパターンを見つけ出しましょう。人付き合いしなくてはいけないとき彼のうつがひどくなるのでしょうか？　子どもの面倒を見ているときにガックリと落ち込むのでしょうか？　セックスがうまくいかなかったときあなたと話そうとしなくなるのでしょうか？　あなたが彼以外のことに気を取られていて彼にあまり気を配っていられないときに、彼はあなたのことをひどく責めがちになりますか？　全部は無理でもいくつかは予想できるようになればいいですね。それを防ぐことはできないとしても心の準備をしておくことができます。

・見通しを立てる

うつは悪くなるときもあれば、良くなるときもあります。あなたは彼の良い面をたくさん知っています。彼と恋に落ち、彼のことを尊敬し、共に過ごそうと決意したはずです。つらいときを乗り切ろうとするとき、このことを思い出すようにしてください。これ以上は無理という限界を彼に伝えるとき、これはどうしてもやめてほしいと彼に告げるとき、それが二人のための言葉であることを忘れないでください。

・「彼の人生は彼のもの」と割り切る部分を持つ

本書では、あなたと一心同体であるかのような近い関係にある彼のことを話していますので、こういう言い方は矛盾するように聞こえるかもしれません。でも、決して忘れないようにしてください。彼の気分、人生の決断、人との関係、医学的そして精神医学的な治療方法の決定は、最終的には彼自身のものです。あなたは彼のことを助け、こうしてほしいとお願いをし、彼を励まし、脅し、心配することはできますが、最終的には、彼は自分自身で自分の問題に対処しなくてはならないのです。

自分を大切にするための人付き合いのテクニック

周りの人たちに力になってもらい、受け入れてもらい、別の視点から意見を言ってもらうための方法を見ていきましょう。

・友人と家族に打ち明ける

この問題はあなた一人でなんとかできるというものではありません。長い歴史の中で古くからずっと受け継がれているストレス対処法は、人に話すというものです。愚痴を言い、泣くこと、もう駄目だと思ったときに人に話すこと、信頼できる人から「大丈夫だよ。良くなってきているよ」と励ましてもらうこと、それがあなたにとって必要なのです。あなたが選んだ大切な仲間が良い方法を考えてくれることもありますし、良い情報を教えてくれることもあります。あなたがくじけそうになったとき、きっと力になってくれます。

・良い聞き手を選ぶ

人に話すことによってかなり癒されるものですが、相手は慎重に選ばなくてはいけません。聞き手に徹することができなかったり、自分の経験談を話そうとしたり、あなたのことを十分に理解しないまま、あなたの問題を自分の問題と重ねてとらえたりして、まったく役に立たないおせっかいなアドバイスをしようとする人もいるでしょう。あなたに相談されたことをどんどん人に話してしまうおしゃべりな人もいます。また、彼にとってあまりにも恥ずかしくて絶対に知られたくないという相手もいます。この人にこのことを話すことでどんなプラスがあるだろうか、彼にとってどんなマイナスがあるだろうかと考えて、プラスがマイナスよりも大きいかどうかチェックしてみてください。彼が「この人には絶対に言わないでほしい」と言ったとしても、どうしても避けて通れないという場合もあるでしょうし、絶対に彼の気持ちを尊重しなくてはならないという場合もあるでしょう。

・同じ人ばかりに頼りすぎて苦しませないように

あなたは、彼に起こったこと、そして二人の関係で起こったことによって苦しんでいます。あなたの人生において大切な人には、そのことを伝えておく必要がありますね。今まではつらいことがあったときパートナーである彼に話していたはずです。でも今は彼にあなたの気持ちを話すと、彼自身が罪悪感を感じたり不安になったり腹を立てたりしてしまうので話せません。ですから、友達や家族に相談することになるのですが、その人たちが疲れきってしまうことのないように気をつける必要があります。あなたのお姉さんはあなたのことをどんなに大切に思っていたとしても、毎日のように電話をしてあなたの気持ちについて聞いてもらうことはできないかもしれません。複数の人たちに話すようにして、一人の人に負担をかけ過ぎないようにしましょう。

・専門的な支援を利用する

あなたのまわりの人以外に助けを求めることでうまくいくことがあります。あなたのような状況にある人は、カウンセリングを受けて心の支えを得たり、うつ病についての心理教育を受けて、どうしたらいいのかを相談したりしています。「こんなことを話したらうわさが広まるのではないか」、「彼のことを悪く思われてしまうのではないか」、「自分のことをどう思われるだろう」、「自分がしていることをどう思われるだろう」と不安になることなく相談できるというのは、信じられないほどほっとできるものです。サポートグループも同じことがいえます。だいたいすべての都道府県に、もしかすると市町村にも、自助グループや専門家によるサポートグループがあるはずです。一般的なテーマについて話し合う場合もありますが、家族のうつ病というテーマでグループミーティングが行われることもあります。あなたの地域で行われているサポートグループやカウンセリングについてぜひ調べてみてください。

自分を大切にするための二人の関係のテクニック

あなたと彼の関係がつらいものになったとき、どうすればあなたが自分自身を大切にすることができるのかを考えていきましょう。

・はっきりとした限界ラインを設定し、きっぱりと彼に伝える

うつ病の男性を支えながらも自分を大切にしようとするとき、最も大切なのは限界ラインを設定することです。例えば、「私に対してそんな話し方をしないで」、「例えあなたがうつでも、子どもを迎えに行くのとあなたの分の家事はきちんとやってほしい」、「誰にも話してほしくないというあなたの気持ちは分かるけど、私の姉にだけは言わせてほしいの。そうしないと、私がおかしくなってしまいそうだから」というように。本書を通してお伝えしているように、彼に愛情と思いやりを示そうとするのは素晴らしいことですが、限界ラインを設定しなければ、あなたがボロボロになってしまい、彼を「イネイブリングする（うつでいる方が居心地よくさせる）」ことになってしまいます。うつの人を支えている人が限界ラインを設定できないと、その人自身がうつになってしまう危険性があります。あるいは、いきなり「死ぬほど頭にきて、もう我慢できない」状態になって感情が爆発し、突発的な行動（浮気など）に出てしまうかもしれません。

・彼を自立させる

たとえ彼が自分の殻に閉じこもり、「すべてをあきらめてしまいたい」という気持ちになっているときでさえ、できる限り自立して「自分自身の力でやるんだ」という気持ちを持ってもらうことが大切なのは明らかでしょう。そしてそれは彼だけではなく、あなたのためにも大切なことです。あなたが彼に対してがっかりしたり、腹を立てたりすると、それは彼に対して大きな影響力を持ちます。ですから、そういう気持ちにならないようにできる限りの努力をしなくてはなりません。料理、買い物、掃除、子どもの世話をすべてした上で、彼が人付き合いを避けるための我慢ならないレベルの言い訳までしなくてはならないとすれば、当然のことですが彼に対して失望や怒りを感じる危険性があります。彼のことを心配しては怒りを感じるようになるかもしれません。あまりにも彼に対して腹が立ってしまうと（「あまりにも」というところがポイントです）、冷静ではいられなくなって、彼に対して惜しみなく協力するような味方でいることはもちろん、そこそこ協力的でいるということすら難しくなります。これ以上は駄目という限界ラインを設定し、彼が自分で責任を持って治療に取り組むようにできれば、彼に怒りを感じたときもある程度までは我慢していられるようになるでしょう。

・自分の性的な欲求不満に対処しておく

このテーマは物議を醸すものでもありますし、人によってまったく状況が異なるでしょう。パートナーがうつ病となってしまった場合、多くの女性はパートナーとの性的な結びつきがどんどん失われていくという経験をしています。すでに皆さんもご存知の通り、うつ病によるアンヘドニア（喜びを感じられない状態）、自尊心の喪失もその原因ですし、二人の間でけんかや気持ちのすれ違いが多くなってしまった結果そうなることもあります。抗うつ薬の副作用のためにそうなることもあります。皆さんの中には、性生活がなくなってもそれほどつらくはないという方もいるかもしれません。寂しくは思うけど、彼の行動や二人の関係において、それよりもっと心配しなくてはならないことがあると言われるかもしれません。もしそうなら、一時的に性生活がなくなっても、なんとか我慢できるかもしれませんね。

しかしそうではないという方の場合、セックスレスになってしまうことがすごくつらく寂しいことであるかもしれません。そうなると浮気に走ってしまう人もいるかもしれません。ここで基本的なアドバイスとしていえるのは、ほかの人との間で性的欲求を満たそうとするのは本当によく注意した方がいいということです。そのために、パートナーとの関係に決して癒えない傷ができてしまうことになるかもしれないからです。それよりも、あなたが一人でできる身体的な喜びを活用する時期としてとらえられるといいですね。例えばマスターベーションや、パートナーそしてほかの人との性的な意味ではないスキンシップ、エクササイズ、ヨガ、マッサージなどです。性的なスランプの時期にどのように自分に言い聞かせるかというテクニックについては第8章を参照してください。もう彼と一緒にいるのは無理だという限界に達したときは、第11章を参考にしてください。

自分を大切にするための行動テクニック

次は行動パターンや生活スタイルの変化を見ていきましょう。

・日記をつける

ノートに（もしかすると現代ではパソコンに）自分の考えを書いてみるというのは、何世紀にもわたって認められてきた良い方法です。日記なんかつけても何も変わらないと思われるかもしれませんが、少なくともストレスや苦しみをどうとらえるかということは変わるはずです。そしてそれが大きな力を持つのです。日記をつけ、心の内を吐き出すことによって、本当につらくて苦しくてたまらないときも持ちこたえることができます。自分を新たに見つめ直し、自分の持っている力を思い出すきっかけにもなります。

・身体の健康管理をする

パートナーの抱えている問題、そして二人の関係がストレスの多いものになることによってあなた自身がボロボロになり、免疫系が徐々に損なわれ、さまざまな身体的な苦痛が起こる可能性があります。いろいろな工夫を行って自分の健康と強さを保つ必要があります。規則正しい栄養のある食事、エクササイズ、アルコールやドラッグには手を出さないこと、ビタミン剤などのサプリメントを十分にとるようにしてください。あなたが倒れてしまったら、彼を助けることはできません。

・リラックスするためのテクニック

さらに大切なのは、感情的、身体的、精神的なバランスを保つことです。脳をうまく使うことによって、体の緊張状態を緩めることができます。瞑想、呼吸法、心の集中を保つテクニックを使って、緊張をほぐすようにしてください。こういったテクニックは何千もあります。最も使いやすく役に立つのはジョン・カバット‐ジンによる「マインドフルネス瞑想(15)」でしょう。カバット‐ジンはシンプルなフレーズと呼吸、体のさまざまな部位などに注意を集中させるための瞑想法をいくつか紹介しています。これによって、心と体に対する意識が高まり、神経系が落ち着いて、心が穏やかになり、リラックスすることができます。その結果、ストレスをもたらす出来事に対する考え方が変化するのです。

・いつもの生活パターンを続ける

ストレスと混乱に満ちた時期でも、日常生活をなるべくそのままに維持しようとすることが、とても大切なストレス対処法になります。いつもと同じ時間に寝るようにしましょう。いつもどおり、家族そろって食事をとりましょう。それによって、安定感が感じられ、心身ともに落ち着きます。さらに大切なのは、パートナーがうつでも不機嫌でも、あなたもほかの家族もいつもの生活パターンを崩さないようにすることです。家族みんなでルールを確認し、一時的にいつもと違う状態になっていても、生活パターンは変えないということをみんなが忘れないようにしてください。

・趣味と楽しみを忘れない

うつ病のためだけではなく、うつ病の人と一緒に暮らすことによっても、アンヘドニア（喜びを感じられない状態）が引き起こされます。あなたがやりがいを感じ、楽しめる活動をやめることなく続けていくことが大切です（朝までやっているバーでずっと飲んでいるというような有害なものは除いて）。意識的にも無意識的にも次のことを常にあなたに思い出させてくれるものが必要なのです。彼がうつに苦しんでいるとしても、それはあなたの人生のほんの一部でしかないこと、彼がうつだとしてもそれがあなたの人生すべてを変えるものでもなく、支配するものでもないということを忘れないようにしてください。

・祈る

祈りたい気持ちになったときはそうしてください。何度でも。彼が回復するように、うつ病が完全に治るように祈ってください。そしてあなたのためにも祈りましょう。くじけず、耐え抜くことができるように、自分の持っている力をうまく活用することができるように。そして、あなたと彼がこの経験を乗り越えて、多くを学び、成長することができるように。

まとめ

うつになり、不機嫌で気難しくなっているパートナーのそばにいるとき、自分自身の気持ちやしたいことを後回しにしてしまいがちです。まず、チェックリスト（表5）の質問に答えて自分がどれだけ彼との関係から影響を受けているのかをチェックしてみましょう。行動、思考と感情、人とのかかわり方が彼のために変化してはいないでしょうか？　質問に答えたら、自分を大切にするための方法を始めてください。考え方、人付き合い、彼との関係、行動を変化させましょう。あなたには自分自身を大切にする権利があります。そして少なくとも、あなたの気分が良くなることによって、彼にとってより良いパートナーになれることは間違いありませんよね。

第11章 彼から離れるべきときを知っておく

この最後の章は必要ない人もいることでしょう。皆さんの多くは、パートナーがうつ病になったとき、どうやって困難を乗り切ればいいのかということを知りたいと思っているのであって、まだ別れるほどひどい状況ではなく、そんなことを真剣に考えたこともないかもしれません。

しかし、そうではない方もいるはずです。別れるしかないのではないかというところまで来てしまって、最も難しい決断に直面している方もいるのではないでしょうか。どういう状況であれば、うつ病のパートナーと別れることが正しいのでしょう？　この問いには絶対に正しい答えはありません。しかし、この章ではあなたの限界とニーズを見極めるお手伝いができればと思っています。この難しい決断に際して、あなたと彼、そして二人の関係すべてにとって良い方法を探すためのお手伝いをしたいと思います。

決断する

どんな問題のある状況でも、例えば夫婦や恋人との関係で悩んでいたり、職場の環境が不快だったり、車が故障してばかりいたりするときでも、だいたい3つの選択肢があるものです。私たちはみな、知らず知らずのうちに、まるで枝分かれ図がどこかに描いてあるみたいに、その3つの選択肢から選択しています。1番目がうまくいかなかったら2番目をという具合に。2番目をやってみてもどうしてもうまくいかなければ、仕方なく3番目を選びます。

状況を変えてみる

第1の選択肢はもちろん、問題そのものに変化を起こそうと試みることです。うつ病の男性と共に生活している場合は、彼のうつ気分が治るように助け、彼があなたにひどい扱いをしていればそれを変えるように彼に伝え、彼にとってやりがいのある楽しい活動や人とのかかわりを勧めるというのがこれに当てはまります。

これがうまくいけば、彼にとってもあなたにとっても、そして二人の関係にとっても、生活はずっと楽になりますよね。一番大事な問題が解決するのですから、第2の選択肢、第3の選択肢は必要ありません。私が切に願うのは、この最初の段階でうまくいくことです。

期待を変えてみる

第1の選択肢では問題が解決しないとき、第2の選択肢に移ります。彼ではなく、あなた自身を変えるのです。彼に何を期待するのかというところを調節して、今あるものに満足し、感謝をするようにして、彼のうつ病から悪影響を受けることがないように自分を大切にする……それによって今の状況でも自分をコントロールし、落ち着いていられるようにするのです。

たくさんの人が大切な人との関係の中でこういうことをよく行っています。人間というのはとても柔軟性があって、こうやって関係に適応しようとするものです。彼に合わせて自分を変えようとするからといって、それがすなわち共依存とか、否認（問題がないと思い込む）とか、自尊心を切り捨てることにはなりません。うまくいっているカップルはこのような調節を常に行っているものです。そして多くのケースにおいて（すべてではないのですが）、これはごくスマートなやり方です。

去る

ときには、第2の選択肢さえ無理だということもあるでしょう。そのときの第3の選択肢は、その状況から去ることです。皆さんの場合は、彼との関係を終わりにするということを意味しています。私は皆さんがこの段階まで来ずに済むように願っています。その段階まで来ているかどうかを見極めるときに役立つことを願って私はこの章を書きました。

この決断をするにあたり、またもちろん最初の2つの選択肢を試す間も、必ず二人でカウンセリングを受けるようにしてください。なによりもまず、担当セラピストが有能だと確信が持てるといいですね。6カ月以上たっても何も良くならないときは、念のため別のカウンセラーにも会ってみてください。それでも何も変わらないときは、二人の関係の未来はかなり暗いものであると言わざるを得ません。

内なる声と闘う

彼との関係を続け、努力を続けることが意味のあるものであることを立証してくださる方もたくさんいますし（そうでなければこの本を読んでいないでしょう）、彼の元を離れることが実際により良い選択であり、自分の心に正直な選択であることを示してくださる方もたくさんいます。世間一般の価値観とあなたの心の声はたがいにせめぎあっていて、あなたはその2つを天秤にかけているることでしょう。

一方では、あなたは彼の元にとどまるべきだと自分に言い聞かせています。例えばこんなふうに。「私は彼と〈死が二人を分かつまで一緒にいる〉と誓ったんだから、それを守る方がいい」、「子どものためにも、彼と一緒にいるべきだ」、「離婚して独りになっても今より幸せになるとは思えないし」など。

もう一方では、別れることが正しいことではないかと考えています。例えばこんなふうに。「こんなはずじゃなかった」、「一生誰かの世話をし続けて終わるのは嫌だ。このままでは疲れ切ってしまう」、「彼に悪気があるわけではないのは分かっているけど、こんなふうに何度も傷つけられて苦しめられて、やっぱり許せないこともある」など。

このとき、あなたは心の中の真の声に耳を傾けようとしています。ただ、どれが真の声なのか分からないのです。この章では、それを正しく見極められるようにチェックリストを設けてあります。でも、忘れないようにしてほしいのは、私を含めどんな人の助言も、本当に正しい選択肢をあなたの代わりに見つけてくれるものではないということです。

うつ病のパートナーを置いて家を出るかどうか悩んでいるときにジレンマとなるのは、「彼と一緒に暮らす」vs「自由に幸せに生きる」という選択肢ではありませんよね。「彼と一緒に暮らして、共にさまざまな問題を抱えて生きるか」vs「もう一度一人の生活に戻って、その困難と利点と共に生きるか」という2つの間でのジレンマでもあります。彼と別れれば、たくさんの重荷から逃れられる……けれども、新しい重荷にも直面することになるのです。例えば、シングルマザーになること、離婚経験者になること、経済的な心配、心身ともに淋しく孤独になること、結婚が失敗してバツイチになったという敗者のような気持ちになること、両親に反対されること、パートナーを傷つけ怒らせてしまうこと、離婚が子どもたちに及ぼす悪影響に対処しなくてはいけないことなど……。

こういう可能性もすべて考えた上で、やっぱり別れる方に気持ちが傾いていると思うのであれば、別れることこそが正しい判断なのでしょう。決してこれこそが正しいと確信することはできないかもしれません。それでも、一生懸命、深く、慎重に自分の選択肢について考えて決断したものであれば、きっと自分の選択に満足できることでしょう。

強度（ひどさ）、頻度、持続時間

頭痛から夫婦喧嘩にいたるまで、調査研究では症状の苦痛の度合いを3つの次元で測定しています。それは強度、頻度、持続時間です。このひとつでも軽減されれば、進歩しているととらえます。この3つの次元すべてにおいてはっきりとした改善が見られれば、大いに喜ぶべきことですよね。彼との関係で感じているつらさが、実際に別れるべきほどのものかどうかを測るには、この3つの次元に分けて考えてみるといいでしょう。

約束を破ること（DV：ドメスティック・バイオレンス）――強度（ひどさ）

ここでは、ある程度はっきりと判断できるものから見ていきましょう。もちろん例外もありますが。あなたのそばにいるうつの男性が、あなたに対し身体的な虐待（暴力）を行った場合、別れることが正しい選択であると考えられます。彼のことをかわいそうに思っていたとしても、彼の暴力の原因はうつ病であると分かっていたとしても、父親が彼を虐待していて母親が彼をおいて悪い男と逃げたのだとしても、関係ありません。男性から虐待を受けながら一緒に暮らしていくことはできないのです。

二人の関係における大切な約束を破った場合も一緒です。私たちは誰かと共に過ごすことを決めたとき、暗黙の約束を交わしています。書類にもしてないし、口約束もしてないし、意識もしないかもしれませんが、それはきちんとそこにあるのです。身体的虐待をしない（暴力をふるわない）、言語的虐待をしない（暴言を言わない）、相手を裏切り傷つけるような行為をしないという、暗黙の約束です。浮気をしないこと、お互いの秘密や弱みをほかの人に話さないこと、相手を激しく攻撃したり傷つけたりするような敵意を向けないこともまた、付き合った時点で約束し合っていることになります。この約束が破られると、癒えることのない傷が残り、二人の関係は二度と元通りには戻りません。

ある意味では、大切な約束が破られることがよいきっかけとなって、彼の元を去るべきかどうかの迷いを晴らしてくれることもあります。実際、彼があまりにひどい仕打ちをしてくれれば、簡単に、やましい気持ちを感じることなくきっぱりと彼の元を離れることができるでしょう。

こういった行動はとても分かりやすいものではありますが、例外もあります。例えば、彼が男性型うつ病であり、浮気をしたとします。これは明らかに二人の約束が破られたことになりますね。とてもひどい仕打ちですし、不愉快だというレベルでは済みません。二度と立ち直れないという方もいるでしょう。しかし、このような場合でも、彼がその行為を深く後悔していて、二度としないと真剣に約束して、それをしっかりと守ってくれるようであれば、深刻な約束違反がなされたとしても彼の元にとどまることができるかもしれません。

あなたのパートナーがあなたに対して強度の強い(極めてひどい)仕打ちをあなたに対してしたとき、あなたにとって最も大切な課題は、これ以上は無理だという限界ラインを設定することなのです。

★エクササイズ――あなたの限界ラインは？

私たちはみんなパートナーの欠点や嫌な行動を我慢しています。それができるということが、強さであり、成熟度であり、愛情のしるしです。しかし、決して許してはいけない行動もあります。決して我慢してはいけません。あるいは少なくとも、2度目は我慢してはいけません。限界ラインを作るということは、自分自身と約束をするということです。「こういったことが起こったら、絶対に彼の元を立ち去る」と自分に約束するのです。それを書きとめ、署名をしておきましょう。そうすれば、もし実際にそういうことが起こったとき、正しい判断をして、勇気を持って自分が決めたことを守ることができるはずです。

◇

私は、パートナーである彼が以下の行動をしたら（浮気、殴る、子どもを虐待する、嘘をついてギャンブルをする、自殺しようとする、幼児性愛アダルトサイトを見るなど）、絶対に彼と別れます。

1

2

3

この明らかな違反的行為に加えて、以下の行動も決して我慢することはありません。もし彼が以下の行動（長期間口をきかない、仕事を探そうとしない、私が友達や家族と電話で話すのを禁止するなど）をしたら、私は絶対に彼と別れます。

1

2

3

あなたの署名

日付

〈ほど良い〉かどうか——頻度

〈ほど良い（good enough）〉というのは、もともとは母子の相互作用の研究(41)において、幼児がよく成長し、自分の持っている力を十分発揮できるようになるための母親の条件として使われた言葉です。完璧な母親である必要はありません。あまりに傷つきやすくもなく、理想が高過ぎることもなく、ただほど良い母親でありさえすればよいのです。実際に、完璧な養育者よりも、ほど良い養育者の方が子どもの発達は良いのです。なぜなら、母親が完璧に対応してくれないとき、幼児は自分の力で空白を埋めることによって、その力を発達させることができるからです。この理論によれば、理想的な母親とは、完璧と不十分の真ん中あたりにあるといえますね。

もちろん、大人の関係においても同じことがいえるでしょう。完璧さというのは神話のようなものです。もちろん多少の差があるものだと思いますが、ほど良い関係というのがベストな関係になりますね。

この本を読んでいる皆さんは、彼との関係においてたくさんのつらい出来事を体験されていることでしょう。ですから、次のような質問に答えていただく必要があります。彼について、二人の関係について、つらく苦しいことを上回るほど嬉しいこと、良いこともありますか？　二人の関係はほど良いものだといえるくらい、十分ほど良いことはありますか？

どれだけひどいか〈強度の問題〉ではなく、どれだけ多いか〈頻度〉ということが問題となることもあります。二人の関係が〈ほど良い〉ものであるかをチェックするために、以下の質問に答えてください。

★エクササイズ――ほど良いことが、ほど良くありますか？

以下の質問に対して、あなたのノートに答えを書き込んでください。

1. 彼との関係がほど良いものだった時期はありますか？　彼のこと、彼と一緒にいることについて、嬉しく楽しく前向きに感じていた最初のころを思い出せますか？　この答えが「はい」であるなら、この先の見通しはまだ明るいといえます。もしこの答えが「いいえ」であるなら、残念ですがこの先も今より幸せな気持ちになる可能性はほとんどないといえるでしょう。

2. あなたは彼のことを好きだと心の底から言えますか？　毎日そう思うかとか、彼のすべてが好きかという質問ではありません。根本的な価値観や人生への向き合い方という意味でとらえてください。現在のところあまり性欲がないとしても、お互いに触れ合うことが好きですか？　彼の男性型うつ病による行動が問題であるだけで、彼のことは根本的には好きだと思えるのであれば、まだ二人の関係には努力する余地があります。

3．今さまざまな問題がありますが、それでもなお二人を結び付けてくれているような共通のものはありますか？　宗教、子育て、政治、アウトドアの趣味など、何かありますか？

どんなに苦しいことがあるとしても、つらい時期があるとしても、それを超えて二人を結びつけてくれるような共通の目標があれば、乗り越えることができます。二人が同じことに興味を持ち、同じ目標を持っていれば、二人の関係はほど良いものになれる可能性があります。

燃え尽き（バーンアウト）——持続期間

そんなにひどい仕打ちをされたわけではないけれど、二人の関係で疲れきってしまう場合もあります。彼のことはまだ身近に感じているし、彼のつらい状況を思いやる気持ちも持っているし、彼が努力していることも分かっている……でも――というとき、問題なのは彼の態度のひどさ（強度）でもなく、どれだけ多いか（頻度）でもなく、どれだけ長く続いているか（持続期間）なのです。

愛情だけでは乗り越えられないものもあります。彼のことはまだ愛しているけれど、もう一緒にいられないと心を決める場合もあるでしょう。愛情は必要ですが、それだけでは耐えられないこともあるのです。

皆さんの多くは（一緒にいる男性も同じように）、二人の関係でどれだけ大変な問題が起こり、失望しようとも、それを上回るだけの良いこともあるからこそ、がんばって乗り越えようとしてきたはずです。しかし、長い長いトンネルの向こうに微かな明かりさえ見えなかったら……とても耐え切れるものではありません。たとえ耐え切れないほどひどくはないと思っても、二人でいて今も良いことがいっぱいあるとしても、問題があまりにも長く続いていて、この先いつになったら良くなるのかまったく見通しが持てなければ、完全に燃え尽きた気持ちになることもあるでしょう。

★エクササイズ――燃え尽きていませんか？

以下の質問に対して、あなたのノートに答えを書き込んでください。

1. 彼との関係で、二人の会話、尊敬の気持ち、愛情などの、あなたにとってはなくてはならない基本的なものをもうあきらめてしまっているように感じますか？　ある程度の失望にはなんとか折り合いをつけていけるかもしれませんが、我慢していくのがつら過ぎるというものも中にはあるはずです。

2. 彼との間で裏切られ、深く傷ついたことがある場合、その痛みは少しずつ癒されているように感じますか？　二人の関係が少しでも良い方向に向かっているならば、傷は癒されます。彼のことを前よりも近く感じられますか？　前よりも信頼できるようになっていますか？　もしそうでないなら、二人の関係が良くなる見込みは薄いでしょう。

3. *Too Good to Leave, Too Bad to Stay*（『そんな男はやめなさい』）という素晴らしい本の中の質問に答えてみましょう。彼との間にある問題がすべて今日ぱっと解決されたとしたら、どうしますか？　それでもまだ、はっきりと彼の元にとどまるとは言えないような気持ちがあるでしょうか？

改善の可能性があるかどうか

二人の関係をほど良いものに（そしていつかはそれをほど良いだけではなく、もっと良いものに）するためにパートナーに協力を求めるとき、彼はそれをどんなふうに受け止めてくれますか？

理解してくれない

何よりも大切だと感じるようなことを話し合おうとするとき、「お前が何を言っているのかまったく分からない」という反応をする男性もいます。理解できないだけかもしれませんし、理解したくないのかもしれません。話し合おうとしているテーマがとても大切なものなのに、彼がそんな態度をとるようであれば、二人の関係をせめてほど良いものにしたいと願って努力してきたあなたでも、努力を続けることがむなしくなってしまうかもしれません。初めてその話をしたときであれば、彼の最初の反応が防衛的だったり拒絶的だったりしたとしても、即離婚することはありません。ですが、思いつく限りのありとあらゆる方法で繰り返し試してみても、彼がその話を受け入れられるようにたくさんの時間や余裕を与えてみても、彼が何もしようとしてくれなければ、この先も望みはないかもしれません。

理解はしてくれるけれど、変えようとはしてくれない

重要なことについて話し合って、「お前の言う通りだ。自分の行動も態度も良くなかったな」と分かってくれる男性もいます。しかしその後に「でも、俺は自分を変えることはできない」と言うかもしれません。例えば彼に「あなたが急に不機嫌になったとき、子どもたちにひどい態度になっているし、ひどいことを言っているよ」と話をしたとします。彼は「お前の言う通りだな」とそれを認めてくれるかもしれませんが、何をどう変えたらいいのか分からない、カウンセリングを受けるつもりもない、参考になるような本を読むつもりもない、保護者向けの子育て講座を受ける気もない、牧師に相談する気もない、抗うつ薬を服用する気もない、その他効果のあるかもしれないもののすべてについて試すつもりはないと答える可能性もあるのです。彼の気が変わって、自分を変えたいと思ってくれるようになるまで、永遠に待ち続けるなんてできませんよね。

私のところに夫婦カウンセリングを受けにきた男性は、何年もの間男性型うつ病の典型的な症状に悩まされていました。落ち着きのなさ、断続的な苛立ち、爆発的な怒り、批判するとき以外には何の感情も表さない、妻が支配的でまったく感謝をしないという不満……。そして彼はついに浮気をしてしまいました。彼はその行為が離婚に結びつきかねない問題のある行為だと分かっていました。ですが、「僕はカウンセリングを受けるようなタイプの男じゃないから」と言って、夫婦でカウンセリングに来ることを拒絶しました。さらに、「自己啓発本を読むようなタイプの男じゃないから」と言って、そういう本を読むのも断ります。私が彼に抗うつ薬を飲むように勧めたときは、たぶん皆さんもお分かりの通り、「俺は抗うつ薬を飲むようなタイプの男じゃないから」と言いました。それに対して私は、「そのようですね。奥さんとの関係がたいへん苦しい状態にあるときに浮気をされたわけですから、きっとあなたは〈浮気をするタイプの男〉なんでしょうね」と答えました。

変えようと努力しても変えることができない

もうひとつ別のパターンの反応をする男性もいます。こういったタイプの男性は、問題があることは認めます。変わりたいと思い、変わろうと努力してくれます。しかし、それがまったくうまくいかないのです。彼があなたの不安を真剣に受け止め、あなたの要求に応えられるように努力したいと強く願ってくれているけれども、問題が複雑過ぎるあまりに行き詰っているのだとあなたが心の底から思うことができるのであれば、あなたが直面している選択肢は大変難しいものになります。その場合のあなたの決断のポイントは、何をもって十分にほど良いレベルだとするかということになってきます。あなたが求めている変化がないとしても、二人の関係はあなたにとってほど良いものだといえますか？　あなたの求めている変化が、度重なる浮気や暴力だとしたら、あなたはきっと「いいえ」と答えるでしょう。ひど過ぎる（強度が強過ぎる）わけですから。もしそれが、彼の人生においてつらい出来事があって、そのために彼が一時的に落ち込んでいて、そのことについてあなたに話もしてくれるし、あなたのせいにもしないのであれば、あなたの答えは「はい」になるでしょう。ほとんどの皆さんはこの2つの中間地点にいるのではないでしょうか？　ひど過ぎるわけでもなければ、簡単に許せるような軽いものでもない、一日に何度もあるわけでもなければ、耐えられる程度のレベルでごくたまにあるというわけでもない、そして持続期間が耐えられないほど長過ぎるわけでもなければ、忘れられるほど短いわけでもない……。

あなたにできるのは、こういったことを自分に問いかけ、自分の求めていることと彼の求めていることの重さを量り、自分にとって大切なものを忘れることなく、信頼できる人々からの助言を受け入れ、あなたにとって最善の判断をすることしかありません。私は二人の関係がうまくいくことを心から願っています。そしてこの本を読んでくださったすべての方が愛するパートナーとの関係を続けられることを願っていますが、人によってはそれが正しい道ではない場合もあるのです。

まとめ

うつの男性と一緒に暮らしている女性がすべて、あまりに長い間苦しい生活が続くあまりに限界に達してパートナーとの関係をあきらめるわけではありません。でも、もう限界だという方にとっては、彼の問題行動がどのくらいのひどさのものであり、どのくらいの頻度で起こり、どのくらいの期間続いているのかを見極め、耐えられるレベルなのか、耐えるべきレベルを超えているのかをチェックすることが大切です。それに加えて、改善の可能性があるのかどうか、できる限り最善の判断をすることも大切です。今はたくさんのことがうまくいっていないけれど、過去には良いときもあったのかどうか、そして将来的には今より良くなると思える理由があるかどうかを考えてみてください。もしそうであれば、二人の関係は今後良いものになるかもしれません。少なくともその可能性はありますよね。でも、もしそうではないのなら、今後も良くなる可能性はないかもしれません。そのときは、あなた自身を大切にするための一番良い選択肢が「彼と別れる」ということになるかもしれません。

そして、最後に……

あなたのそばにいる男性がうつであるとき、あなたの役目は彼のつらい状況に対してありとあらゆる手段を使ってできる限りの思いやりを示すことですよね。でも、あなた自身が元気でいることも大切になります。彼を助けるためにも。そのためには、彼が自分のためにもあなたのためにもならないような良くない行動をとっているときに、「それは許せない」という限界ラインを設けることも大切です。それはとても険しく複雑な道のりで、このときはこうすべきという簡単なマニュアルは決してありません。でも、目標は常に同じです。彼にとって、あなた自身にとって、そして二人の関係にとって一番良いと思える行動をすることです。あなたならきっとできます。私は心から応援しています。

訳者あとがき

わたしがこの本に出会ったのは「受診しないうつ」の研究をしているときでした。うつの症状があっても病院を受診しない人がどのくらいいるのか、なぜ受診しないのかということを調べていて、とくに抑うつ的な男性が病院を受診しようとせず友人や家族にも相談しようとしない傾向にあることがわかりました。なぜ男性にそういう傾向があるのだろうと不思議に思い、その理由をいろいろ探しているときにこの本に出会いました。

この本の作者はアメリカのサンディエゴで開業している心理療法家です。わたしがこの本を訳し始めたとき、ちょうどサンディエゴでアメリカ精神医学会が開催されました。わたしは星和書店の協力を得て、作者であるデヴィッドとランチをともにして日米の男性のうつについて語り合いました。デヴィッドはDV（ドメスティック・バイオレンス）加害者となった男性のセラピーを数多くおこなっており、DVにいたる背景として多くの男性が「隠れたうつ」に苦しんでいることに気づいたのだそうです。アメリカでも、多くの男性がうつに苦しみながら自分ではそうと気づかず、病院にも行こうとせず、DVの加害者やアルコール依存患者となって初めて治療の場にやってくる、もしくは奥さんや恋人に連れられていやいや病院にやってくるのだとデヴィッドは言います。日本でもまったく同じ状況があり、その男性の近くにいる女性たちがとても苦しんでいるのだとわたしが言うと、デヴィッドはぜひそんな日本の女性たちの力になりたいと言ってくれました。

この素晴らしい本を日本の皆さまにご紹介できることをとても嬉しく、光栄に思っています。この本は男性にとっても女性にとっても役立つ本です。具体的かつ実践的で、今このときにも苦しんでいる人のために、かゆいところにまで手が届くようにと心をこめてつくられた本です。今この国では多くの人がうつ病に苦しんでいます。そしてそれを支える多くの方もまた苦しみをともにしています。男性のうつは気づかれにくく、周囲の女性を傷つけるかたちであらわれやすいので、その苦しみはさらに大きいものであるとわたしは感じています。ひとりでも多くの女性たちが、自分を責めることなく、罪悪感をもつことなく、自分を守りながらパートナーを支えられるように（あるいは支えすぎないように）なることを心から願っています。

この本を訳すにあたって、多くの方にとって読みやすい訳になっているかどうかをチェックしアドバイスをくださった山形裕子さん、松岡道子さんに心からの感謝を申し上げます。母と妹も校正原稿を何度も読んですばらしい意見をくれました。この本をすべて訳すことができたのはふたりのおかげです。感謝してもしきれません。最後まで細かい部分の変更に丁寧につきあってくださった星和書店の石澤雄司氏、近藤達哉氏に心からの感謝をこめて。

2010年5月

山藤奈穂子

39) Wexler, D. 2004. *When Good Men Behave Badly: Change Your Behavior, Change Your Relationship*. Oakland, Calif.: New Harbinger Publications.

40) WholeHealthMD. Omega-3 Fatty Acids. http://www.wholehealthmd.com/refshelf/substances_view/1,1525,992,00.html (accessed 2005).

41) Winnicott, D. 1960. The theory of the parent-child relationship. *International Journal of Psychoanalysis* 41:585–595.

42) Yapko, M. 1996. *Breaking the Patterns of Depression.* New York: Doubleday.

43) Zajecka J., S. Mitchell, and J. Fawcett. 1997. Treatment-emergent changes in sexual function with selective serotonin reuptake inhibitors as measured with the Rush Sexual Inventory. *Psychopharmacology Bulletin* 33:755–760.

44) Zillman, D. 1993. Mental control of angry aggression, in *Handbook of Mental Control,* ed. D. Wegner and J. Pennebaker. Englewood Cliffs, N.J.: Prentice Hall.

24) Nolen-Hoeksema, S. 1993. Sex differences in control of depression. In *Handbook of Mental Control,* ed. D. Wegner and J. Pennebaker, 239–257. Englewood Cliffs, N.J.: Prentice Hall.

25) Phillips, R., and J. Slaughter. 2000. Depression and sexual desire. *American Family Physician*, August 15.

26) Pollack, W. 1998a. Mourning, melancholia, and masculinity: Recognizing and treating depression in men. In *New Psychotherapy for Men*, ed. W. Pollack and R. Levant. New York: John Wiley & Sons.

27) ———. 1998b. *Real Boys*. New York: Henry Holt.

28) Potts, M., M. Burnam, and K. Wells. 1991. Gender differences in depressive detection: A comparison of clinician diagnosis and standardized assessment. *Psychological Assessment* 3(4):609–665.

29) Real, T. 1997. *I Don't Want to Talk About It: Overcoming the Secret Legacy of Male Depression*. New York: Fireside.

30) Seligman, M. 1998. *Learned Optimism*. New York: Pocket Books.

31) ———. Positive Psychology, Positive Prevention, and Positive Therapy. http://www.positivepsychology.org/ppsnyderchapter.htm. (accessed 2004).

32) Servan-Schreiber, D. 2004. Run for your life. *Psychotherapy Networker,* July/August, 47–67.

33) Shapiro, S. 1995. *Talking with Patients: A Self-Psychological View*. New York: Jason Aronson.

34) Tice, D., and R. Baumeister. 1993. Controlling anger: Self-induced emotion change, in *Handbook of Mental Control,* ed. D. Wegner and J. Pennebaker. Englewood Cliffs, N.J.: Prentice Hall.

35) University of Michigan Depression Center. www.depressioncenter.org (accessed 2005).

36) Viorst, J. 1986. *Necessary Losses*. New York: Simon & Schuster.

37) Weiss, J., and H. Sampson. 1986. *The Psychoanalytic Process*. New York: Guilford Press.

38) Wenzlaff, R. 1993. The mental control of depression, in *Handbook of Mental Control,* ed. D. Wegner and J. Pennebaker, (239–257). Englewood Cliffs, N.J.: Prentice Hall.

8) Colarusso, C., and R. Nemiroff. 1981. *Adult Development*. New York: Plenum Press.

9) Diamond, J. 1997. *Male Menopause*. Naperville, Ill.: Sourcebooks.

10) Engel, L., and T. Ferguson. 1990. *Imaginary Crimes*. Boston: Houghton Mifflin.

11) Foreman, J. Health Sense. Roots of violence may lie in damaged brain cells. *Los Angeles Times*. April 29, 2002.

12) Gottman, J. 1999. *The Marriage Clinic*. New York: W. W. Norton.

13) Hales, D., and R. Hales. 2004. Too tough to seek help? *Parade Magazine*, June 20.

14) Jung, C. 1977. C. G. *Jung Speaking*. Edited by William McGuire and R. F. C. Hull. Princeton, N.J.: Princeton University Press.

15) Kabat-Zinn, J. 1990. *Full Catastrophe Living*. New York: Delta.

16) Kirshenbaum, M. 1996. *Too Good to Leave, Too Bad to Stay*. New York: Penguin Books.

17) Levant, R. 1998. Desperately seeking language: Understanding, assessing, and treating normative male alexithymia. In *New Psychotherapy for Men*, ed. W. Pollack and R. Levant. New York: John Wiley & Sons.

18) Linehan, M. 1993. *Skills Training Manual for Treating Borderline Personality Disorder*. New York: Guilford Press.

19) Mandela, N. 1994. *Long Walk to Freedom: The Autobiography of Nelson Mandela*. London: Little Brown.

20) McKay, M., and P. Fanning. 2000. *Self-Esteem*. Oakland, Calif.: New Harbinger Publications.

21) National Institute of Mental Health. 2000. Depression. http://www.nimh.nih.gov/publicat/depression.cfm.

22) ———. 2002. Medications. http://www.nimh.nih.gov/publicat/medicate.cfm.

23) ———. Real Men, Real Depression. http://menanddepression.nimh.nih.gov (accessed 2004).

文　献

1) American Association of Marriage and Family Therapists. Intimacy and Depression: The Silent Epidemic. http://www.aamft.org/families/intimacy_depression/antidepressants.htm. (accessed 2004).

2) American Psychiatric Association. 2000. *Diagnostic and Statistical Manual of Mental Disorders DSM-IV-TR (Text Revision)*. Washington, D.C.: American Psychiatric Association.

3) Azar, B. 2000. A new stress paradigm for women. *Monitor on Psychology*, 31(7):42–43.

4) Bandura, A. 1997. *Self-Efficacy: The Exercise of Control*. New York: Freeman.

5) Beck, A. 1976. *Cognitive Therapy and the Emotional Disorders*. New York: Harper & Row.

6) Brown, G., and T. Harris. 1978. *Social Origins of Depression*. London: Tavistock.

7) Burns, D. 1999. *The Feeling Good Handbook*. New York: Plume.

監訳者・訳者略歴

山藤奈穂子（やまふじ なおこ）

富山県に生まれる。

お茶の水女子大学文教育学部教育学科臨床心理学専攻卒業、文教大学大学院人間科学研究科臨床心理学専攻修士課程修了。臨床心理士。現在、病院と学校での心理臨床、看護学校でのカウンセリング講義、地域での講演などを行っている。

荒井まゆみ（あらい まゆみ）

千葉県に生まれる。

1994年からシアトル市在住。米国・ワシントン州シアトル市ワシントン大学女性学部卒業。2001年からシアトルの法律事務所勤務。現在は、シアトル市にて翻訳活動に専念。

著者略歴

デヴィッド・B・ウェクスラー　Ph.D.

アメリカ合衆国サンディエゴ州在住。夫婦やカップルなどの関係性の治療の専門家。The Relationship Training Institute 理事。関係の改善方法、DVの予防と治療における先駆的なアプローチを開発し、海外でも専門家の訓練に携わっている。他の著作に When Good Men Behave Badly がある。著者の活動は The Dr. Phil Show や The Today Show などの北米の多くのテレビ番組、ラジオ番組、ワシントンポスト紙、O Magazine、コスモポリタン、Redbook、Men's Health などでもとりあげられ、関係性の問題とその改善方法についての啓蒙活動を続けている。

オトコのうつ

2010年6月12日　初版第1刷発行
2012年5月17日　初版第2刷発行

著　者　デヴィッド・B・ウェクスラー
監訳者　山藤奈穂子
訳　者　山藤奈穂子　　荒井まゆみ
発行者　石　澤　雄　司
発行所　株式会社星　和　書　店

〒168-0074　東京都杉並区上高井戸1-2-5
電話　03（3329）0031（営業部）／03（3329）0033（編集部）
FAX　03（5374）7186（営業部）／03（5374）7185（編集部）
http://www.seiwa-pb.co.jp

　Printed in Japan　ISBN978-4-7911-0739-1